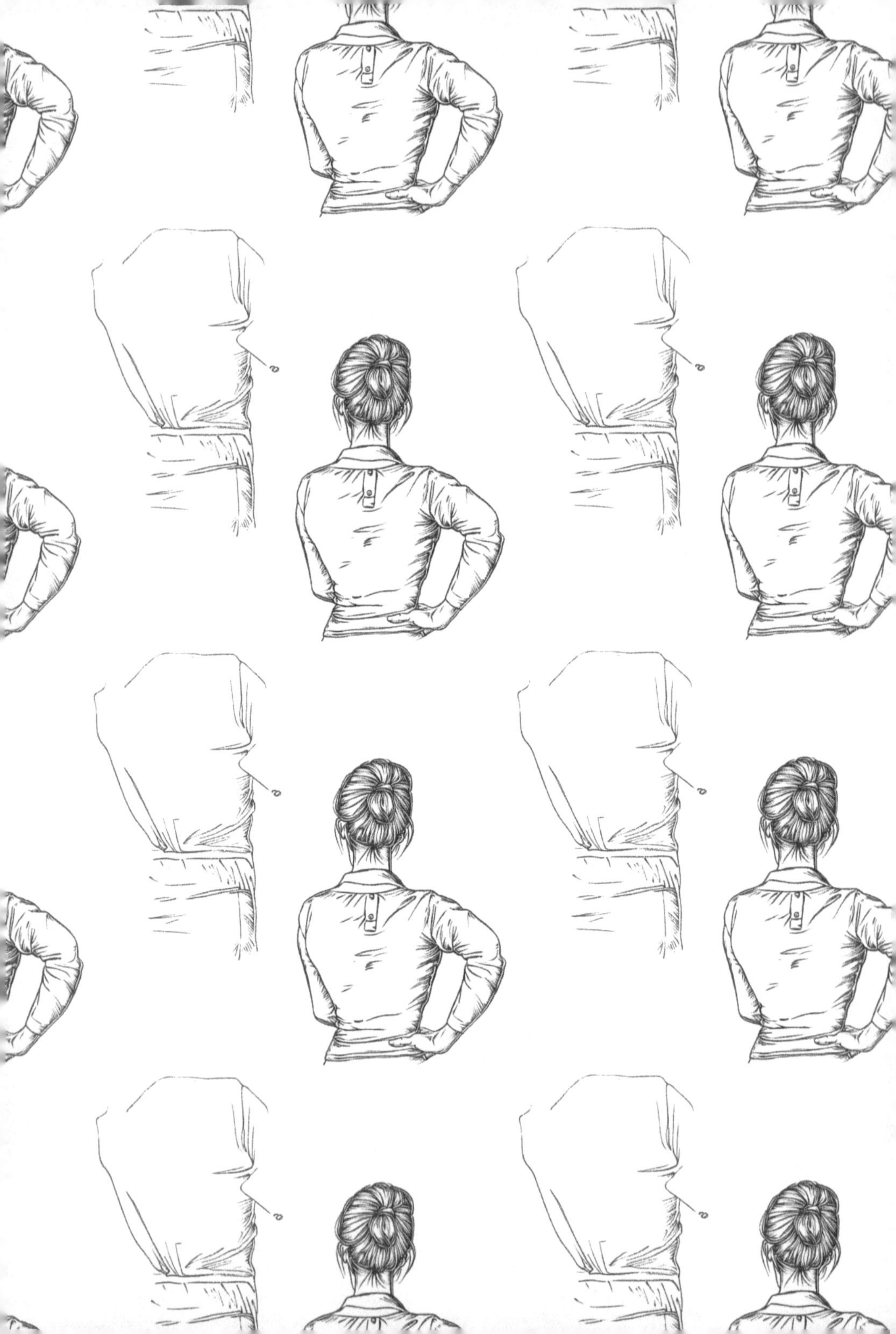

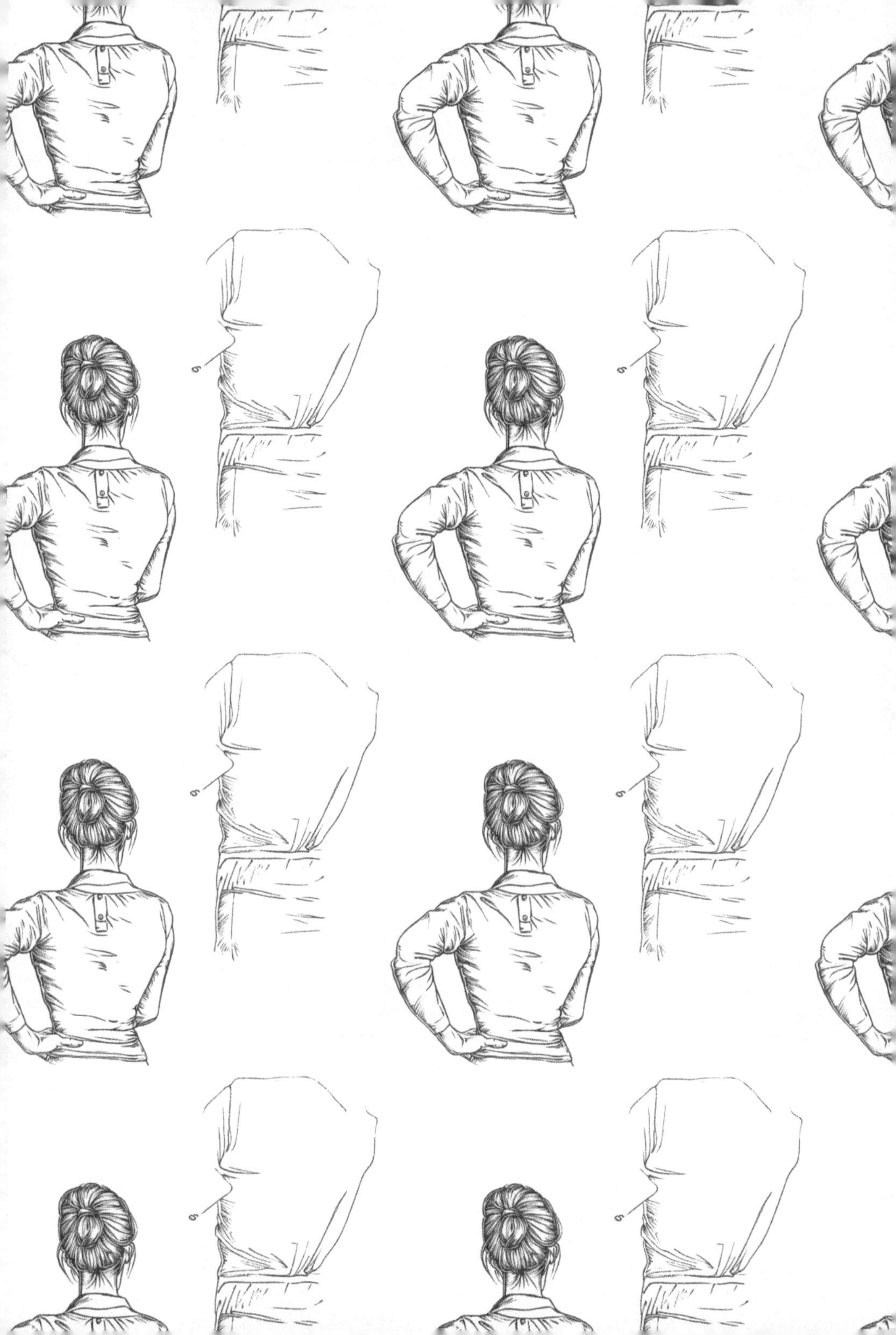

Aviso legal

Saage Media GmbH
c/o SpinLab – The HHL Accelerator
Spinnereistraße 7
04179 Leipzig, Germany
E-Mail: contact@SaageMedia.com
Web: www.SaageMedia.com
Commercial Register: Local Court Leipzig, HRB 42755 (Handelsregister: Amtsgericht Leipzig, HRB 42755)
Managing Director: Rico Saage (Geschäftsführer)
VAT ID Number: DE369527893 (USt-IdNr.)

Editorial: Saage Media GmbH
Publicación: 02.2025
Diseño de portada: Saage Media GmbH
ISBN Tapa blanda (es): 978-3-384-52230-6
ISBN Ebook (es): 978-3-384-52231-3

Legal / Avisos

Los enlaces externos y las referencias a fuentes enumerados en este libro fueron verificados al momento de la publicación. El autor no tiene influencia sobre los diseños y contenidos actuales y futuros de las páginas vinculadas. El proveedor del sitio web vinculado es el único responsable de los contenidos ilegales, incorrectos o incompletos, así como de los daños que surjan del uso o no uso de la información, no quien hace referencia a la publicación respectiva a través de enlaces. Todas las fuentes externas utilizadas se enumeran en la bibliografía. A pesar del cuidadoso control del contenido, no asumimos ninguna responsabilidad por el contenido de fuentes externas. Los operadores de las fuentes citadas son los únicos responsables de su contenido. Las imágenes y fuentes de terceros están marcadas como tales. La reproducción, procesamiento, distribución y cualquier tipo de explotación fuera de los límites de los derechos de autor requieren el consentimiento por escrito del autor o creador respectivo.
Este libro ha sido traducido del alemán. No se pueden descartar completamente las desviaciones del original o los errores de traducción. Todas las fuentes citadas en el libro están disponibles en inglés. No asumimos ninguna responsabilidad por inexactitudes o malentendidos de contenido que puedan surgir por la traducción.
Los datos de los diagramas que no están marcados explícitamente con una fuente no se basan en estudios, sino que son suposiciones no vinculantes para una mejor visualización.
Este libro fue creado utilizando Inteligencia Artificial (IA) y otras herramientas. Entre otras cosas, se utilizaron herramientas para la investigación, la escritura/edición y la generación de ilustraciones decorativas. A pesar del control, no se pueden descartar completamente los errores. Nos gustaría enfatizar que el uso de la IA sirve como herramienta de apoyo para proporcionar a nuestros lectores una experiencia de lectura de alta calidad e inspiradora.

Bendis Saage

Dolor de Espalda: Lumbalgia y Dorsalgia, Guía Práctica de Alivio

Libérese del dolor de espalda con ejercicios, tratamientos y técnicas efectivas para prevenir y tratar el dolor dorsal

109 Fuentes
41 Diagramas
24 Imágenes
7 Ilustraciones

Queridos lectores,

les agradecemos de corazón que hayan elegido este libro. Con su elección, no solo nos han brindado su confianza, sino también parte de su valioso tiempo. Lo apreciamos mucho.

El dolor de espalda afecta aproximadamente al 80% de las personas al menos una vez en la vida, a menudo con consecuencias significativas en la vida cotidiana y la calidad de vida. Este libro especializado ofrece una visión fundamentada sobre las complejas interrelaciones de las molestias lumbares y presenta caminos basados en la ciencia para la mitigación y prevención. Desde la aparición hasta los factores psicosomáticos y programas de ejercicios específicos, se abordan todos los aspectos relevantes. Con entrenamientos probados en la práctica, enfoques terapéuticos y estrategias aplicables en la vida diaria, el libro permite un manejo autodeterminado de los problemas de espalda. Los métodos presentados abarcan desde el tratamiento agudo hasta la estabilización a largo plazo de la columna vertebral. La combinación de conocimientos médicos y guías prácticas de ejercicios convierte este libro en un valioso compañero para todos aquellos que deseen hacer algo activo por su espalda. Toma ahora el control de tu salud de la espalda, con conocimientos fundamentados y ejercicios probados para una vida cotidiana sin dolor.

Esta guía le proporciona información comprensible y práctica sobre un tema complejo. Gracias a herramientas digitales desarrolladas internamente que también utilizan redes neuronales, pudimos realizar investigaciones exhaustivas. El contenido se ha estructurado de manera óptima y desarrollado hasta la versión final para proporcionarle una visión general bien fundamentada y de fácil acceso. El resultado: obtiene una visión integral y se beneficia de explicaciones claras y ejemplos ilustrativos. El diseño visual también se ha optimizado mediante este método avanzado para que pueda captar y utilizar la información rápidamente.

Nos esforzamos por la máxima precisión, pero agradecemos cualquier indicación de posibles errores. Visite nuestro sitio web para encontrar las últimas correcciones y adiciones a este libro. Estas también se incorporarán en futuras ediciones.

¡Esperamos que disfrute leyendo y descubriendo cosas nuevas! Si tiene sugerencias, críticas o preguntas, esperamos sus comentarios. Solo mediante el intercambio activo con ustedes, los lectores, las futuras ediciones y obras podrán ser aún mejores. ¡Manténgase curioso!

Bendis Saage

Saage Media GmbH - Equipo

- www.SaageBooks.com/es
- support@saagemedia.com
- Spinnereistraße 7 - c/o SpinLab – The HHL Accelerator, 04179 Leipzig, Germany

Acceso rápido al conocimiento

Para garantizar una experiencia de lectura óptima, nos gustaría familiarizarle con las características principales de este libro:

- **Estructura Modular:** Cada capítulo es independiente y puede leerse sin depender de los demás.
- **Investigación Exhaustiva:** Todos los capítulos se basan en una investigación exhaustiva y están respaldados por referencias científicas. Los datos mostrados en los diagramas sirven para una mejor visualización y se basan en suposiciones, no en los datos proporcionados en las fuentes. Una lista completa de fuentes y créditos de imágenes se encuentra en el apéndice.
- **Terminología Clara:** Los términos técnicos subrayados se explican en el glosario.
- **Resúmenes de Capítulos:** Al final de cada capítulo, encontrará resúmenes concisos que le dan una visión general de los puntos clave.
- **Recomendaciones Concretas:** Cada subcapítulo concluye con una lista de consejos específicos para ayudarle a poner en práctica lo aprendido.

Materiales adicionales de bonificación en nuestro sitio web

En nuestro sitio web, planeamos poner a su disposición los siguientes materiales exclusivos:

- Contenido adicional y capítulos extra
- Un resumen general compacto
- Una versión de radioteatro. (En planificación)

El sitio web está actualmente en construcción.

www.SaageBooks.com/es/dolor_de_espalda-bonus-RVM57Z

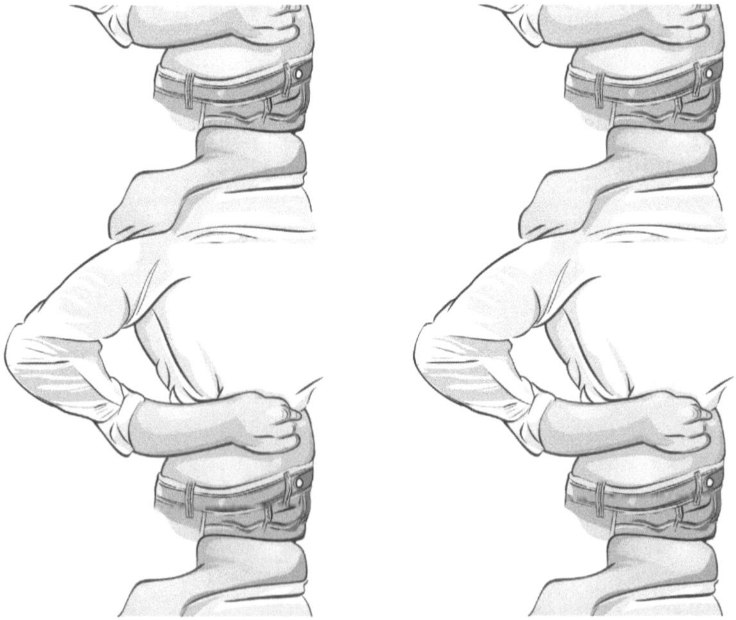

Índice

1. Causas y Desarrollo

¿Por qué nos duele la espalda precisamente cuando más la necesitamos? La compleja arquitectura de nuestra columna vertebral la hace tanto robusta como susceptible a alteraciones. Desde la postura diaria hasta el estado emocional, numerosos factores influyen en nuestra espalda. El estilo de vida moderno presenta desafíos especiales para nuestro aparato locomotor. En este capítulo, desciframos los mecanismos ocultos que pueden llevar a dolores de espalda.

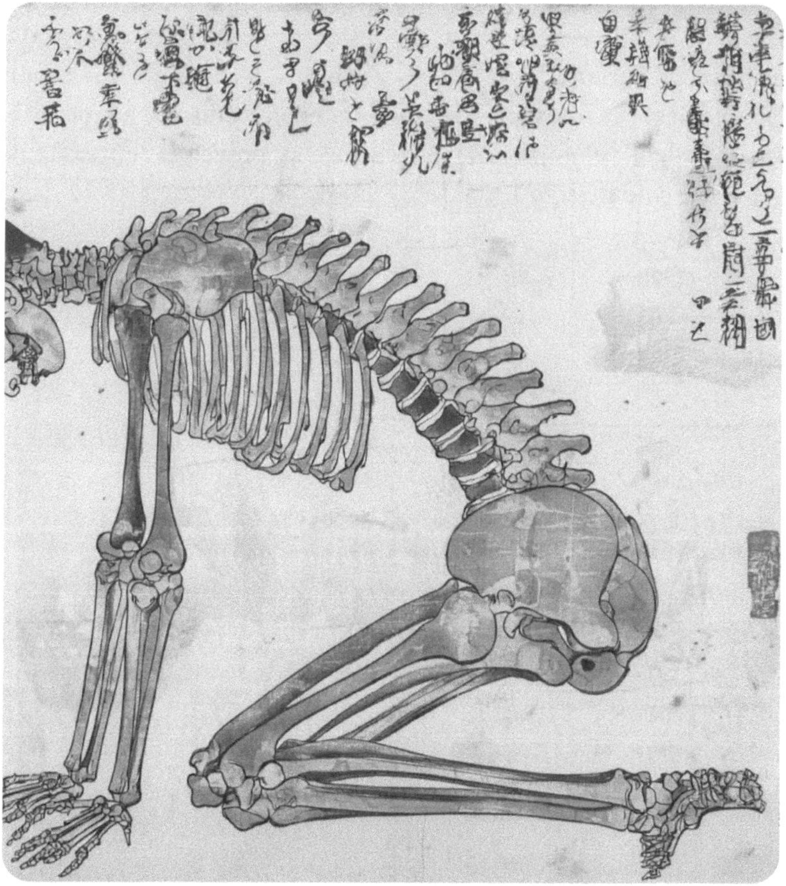

1. 1 Cargas Físicas

Las cargas físicas juegan un papel decisivo en la aparición de dolores de espalda. Las posturas incorrectas cotidianas, la falta de movimiento y la sobrecarga por levantar objetos pesados afectan la salud de la columna vertebral y aumentan el riesgo de molestias. Estas cargas impactan tanto en los músculos, ligamentos y discos intervertebrales como en la estática corporal en general, y pueden llevar a cambios estructurales a largo plazo. Las actividades profesionales y nuestro estilo de vida influyen de manera significativa en las cargas a las que está expuesta nuestra espalda. Las consecuencias varían desde leves tensiones hasta dolores crónicos y limitaciones en el movimiento, que pueden reducir notablemente la calidad de vida. Comprenda las causas y prevenga eficazmente los dolores de espalda: ¡siga leyendo!

Las posturas incorrectas permanentes, la falta de movimiento y la sobrecarga dañan la columna vertebral y provocan dolor de espalda. Las cargas unilaterales, levantar de manera incorrecta y estar sentado durante mucho tiempo aumentan el riesgo. El movimiento activo, las técnicas de levantamiento adecuadas y los lugares de trabajo ergonómicos previenen las molestias.

Posturas incorrectas en la vida cotidiana

Las posturas incorrectas en la vida cotidiana contribuyen significativamente a la aparición de dolores de espalda. Al estar sentado durante largos períodos, a menudo en una posición encorvada frente a la pantalla, los músculos en la parte frontal del cuerpo se acortan, mientras que la musculatura de la espalda se debilita [s1]. Este desequilibrio muscular persistente conduce a una alteración de la estática de la columna vertebral y puede causar dolor. También al estar de pie, las posturas incorrectas generan problemas: una lordosis (curvatura hacia adentro), una cifosis (curvatura hacia afuera) o una espalda plana pueden distribuir de manera desfavorable la carga sobre la columna vertebral y provocar molestias en la zona lumbar [s2]. La escoliosis, una curvatura lateral de la columna vertebral, también puede llevar a dolores de espalda [s2]. A largo plazo, estas posturas incorrectas pueden incluso causar cambios estructurales y lesiones en la columna lumbar [s2]. Varios factores influyen en nuestra postura, incluidos rasgos anatómicos, procesos de envejecimiento, enfermedades, actividades laborales e incluso nuestro estado emocional [s2]. En el lugar de trabajo, las posturas corporales desfavorables pueden agravar molestias existentes o causar nuevas [s3]. Por ejemplo, si las mesas y sillas no se ajustan a las medidas corporales individuales, esto puede llevar a posturas incorrectas y, en consecuencia, a molestias musculoesqueléticas [s3]. Los escritorios ajustables en altura ofrecen la posibilidad de alternar entre estar sentado y de pie, reduciendo así la carga sobre la espalda [s3]. No solo la postura corporal en sí, sino también la forma en que nos movemos es crucial. Movimientos rígidos y lentos, así como posturas de protección, intensifican el dolor y limitan aún más la movilidad [s1]. El miedo al movimiento y pensamientos negativos sobre la propia postura pueden agravar este círculo vicioso [s1].

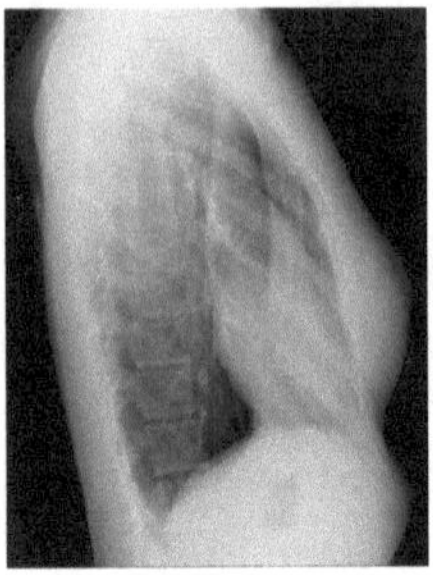

Cifosis [i1]

Bueno saber

Desequilibrio muscular
Un desequilibrio en la fuerza muscular, donde ciertos músculos son excesivamente fuertes o débiles en comparación con sus antagonistas. Esto puede llevar a posturas incorrectas, dolor y limitaciones en el movimiento, especialmente en la espalda.

Molestias musculoesqueléticas
Molestias que afectan a músculos, huesos, articulaciones, tendones, ligamentos y nervios. Pueden causar dolor, rigidez, hinchazón y limitaciones en el movimiento.

Postura de protección
Una postura corporal adoptada para evitar o aliviar el dolor. Sin embargo, a largo plazo puede llevar a más problemas, ya que debilita la musculatura y desplaza la carga a otras áreas del cuerpo.

Errores comunes de postura

Distribución de las causas del dolor de espalda relacionadas con la postura.

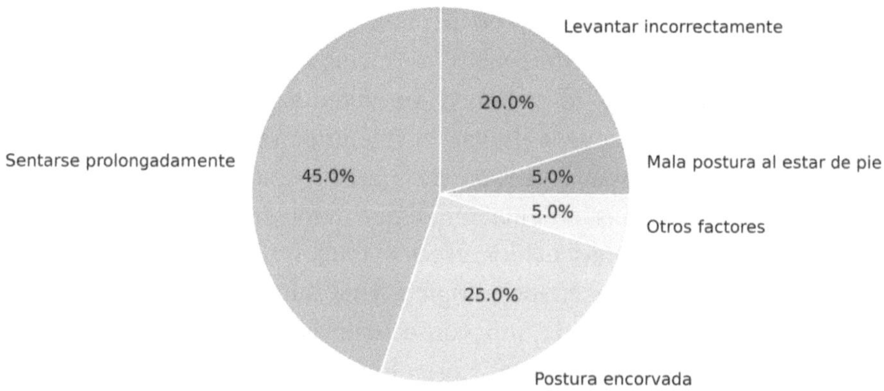

ENC: Postura encorvada
ILE: Levantar incorrectamente
MAP: Mala postura al estar de pie
OTR: Otros factores
SEN: Sentarse prolongadamente

El factor que más contribuye al dolor de espalda es sentarse durante mucho tiempo, lo que destaca la importancia de los descansos regulares y los espacios de trabajo ergonómicos. Aunque encorvarse y las técnicas incorrectas para levantar objetos también contribuyen de forma significativa, son menos frecuentes que el impacto de estar sentado durante mucho tiempo. Abordar estas tres áreas clave podría reducir significativamente la aparición de dolor de espalda.

Falta de ejercicio y consecuencias

Inactividad afecta negativamente al cuerpo y favorece diversos problemas de salud, entre ellos el dolor de espalda. La inactividad física conduce a una alteración de la circulación sanguínea, lo que reduce el suministro de nutrientes y oxígeno a los músculos y a los discos intervertebrales [s4]. Esto puede resultar en un debilitamiento de los músculos de la espalda y una disminución de la elasticidad de los discos intervertebrales, lo que hace que la columna vertebral sea más susceptible a lesiones y dolores. Un estilo de vida inactivo también aumenta el riesgo de osteoporosis, una enfermedad que debilita los huesos y los hace más propensos a fracturas [s4]. En particular, los cuerpos vertebrales de la columna vertebral se ven afectados por la osteoporosis, lo que puede llevar a fracturas vertebrales y dolor de espalda crónico. Además, la falta de ejercicio puede provocar artritis, una inflamación de las articulaciones que también puede causar dolor de espalda [s4]. Además de los efectos físicos directos, la inactividad también afecta el bienestar psicológico. Una autoestima reducida y una calidad de vida disminuida son consecuencias comunes de la falta de ejercicio [s4]. Estos factores psicológicos pueden intensificar la percepción del dolor y reducir aún más la motivación para la actividad física, creando un círculo vicioso de inactividad y dolor [s5]. El dolor crónico, que se origina o se agrava por la falta de ejercicio, limita la movilidad y reduce la participación en actividades sociales y laborales [s6]. Esto conduce a la aislamiento social y puede favorecer la aparición de depresiones [s6] [s7]. Las actividades sedentarias, como trabajar horas frente a la computadora, aumentan el riesgo de depresión y deterioran la densidad ósea, lo que a su vez incrementa el riesgo de osteoporosis [s7]. La duración de la sedentariedad se correlaciona directamente con un mayor riesgo de mortalidad y la probabilidad de desarrollar diversas enfermedades [s7]. Cuanto más tiempo se pasa sentado, más graves son las consecuencias negativas para la salud. Mientras que anteriormente se recomendaba el reposo como terapia para el dolor de espalda, estudios recientes demuestran los efectos positivos del ejercicio y la actividad física para aliviar el dolor [s8]. La actividad física regular mejora la función física y reduce la percepción del dolor, especialmente en casos de dolor crónico [s5]. La integración del ejercicio en el tratamiento del dolor crónico es recomendada en guías nacionales e internacionales [s5]. Un programa de ejercicio debe adaptarse a las necesidades individuales y al nivel de dolor. Comience con actividades ligeras como caminatas y aumente gradualmente la intensidad y la duración. Las sesiones cortas y regulares de ejercicio son más efectivas que los entrenamientos intensos y poco frecuentes. Integre el ejercicio en su vida diaria, utilizando las escaleras en lugar del ascensor o caminando o montando en bicicleta distancias cortas. Si durante el ejercicio se presentan tensiones musculares o dolores temporales, generalmente desaparecen después de algunas semanas [s8]. Es importante consultar a un médico o fisioterapeuta si se experimentan dolores persistentes o intensos.

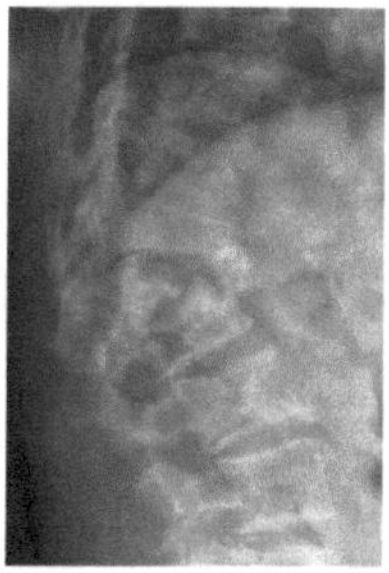

Osteoporosis [i2]

Bueno saber

Depresiones

La falta de ejercicio prolongada y el dolor crónico pueden aumentar el riesgo de depresión. A su vez, las depresiones pueden intensificar la percepción del dolor y disminuir la motivación para la actividad física.

Discos intervertebrales

Los discos intervertebrales actúan como amortiguadores entre las vértebras y permiten la movilidad de la columna vertebral. La inactividad afecta el suministro de nutrientes a los discos intervertebrales, lo que puede llevar a una pérdida de elasticidad y mayor susceptibilidad a lesiones.

Inactividad

La falta de actividad física puede debilitar los músculos de la espalda, reducir el suministro a los discos intervertebrales y aumentar el riesgo de dolor de espalda. También contribuye a otros problemas de salud como la osteoporosis y la artritis, que también pueden causar o agravar el dolor de espalda.

Tensiones musculares

Las tensiones musculares en la zona de la espalda pueden surgir por malas posturas, sobrecarga o falta de ejercicio. Se manifiestan a través de dolor, rigidez y movilidad reducida.

Correlación entre Inactividad y Dolor de Espalda

El aumento de la inactividad se correlaciona con una mayor severidad del dolor de espalda.

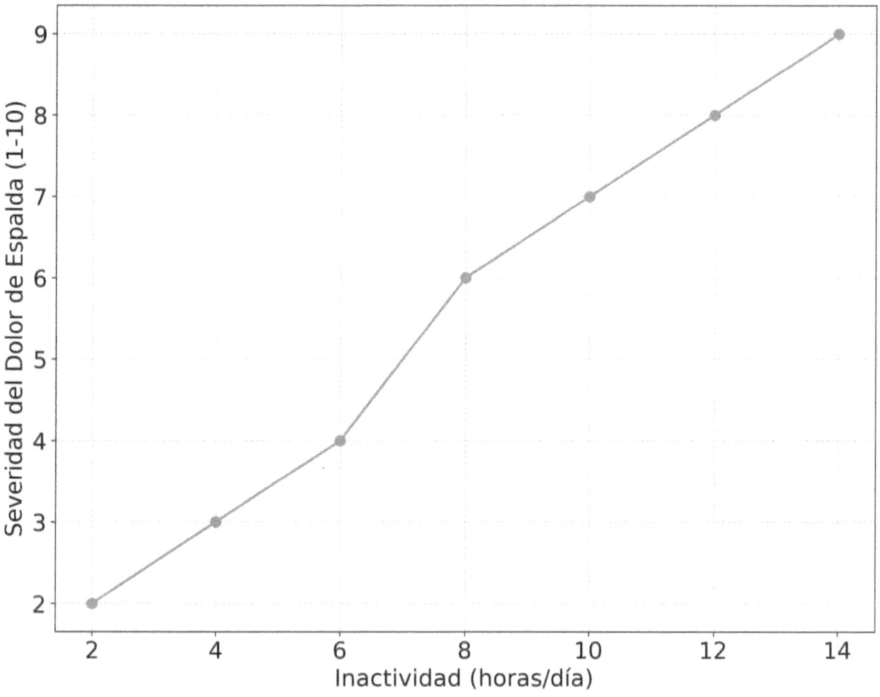

El gráfico muestra una correlación positiva entre las horas de inactividad por día y la severidad reportada del dolor de espalda. Las personas con mayores niveles de inactividad tienden a experimentar un dolor de espalda más severo. Esto sugiere que aumentar la actividad física podría ayudar a aliviar los síntomas del dolor de espalda.

Sobrecarga por levantar objetos pesados

Levantar cargas pesadas en exceso es una de las causas más comunes de problemas de espalda. La carga en la columna vertebral al levantar, especialmente en la zona lumbar, puede sobrecargar los discos intervertebrales, ligamentos y músculos, causando daños [s9]. Levantar repetidamente objetos pesados, por ejemplo, en el trabajo, aumenta el riesgo de enfermedades musculoesqueléticas como hernias discales, distensiones musculares y desgaste articular [s9]. La magnitud del riesgo aumenta con el peso de la carga, la frecuencia de levantamiento y la postura corporal durante el proceso. Las cargas asimétricas, como llevar objetos pesados en un hombro, agravan la asimetría y el riesgo de dolor. Para prevenir problemas de espalda, se debe prestar atención a una correcta técnica de levantamiento al levantar cargas pesadas: doble las rodillas y mantenga la espalda recta para distribuir la carga en los músculos de las piernas. Lleve las cargas lo más cerca posible del cuerpo y evite movimientos bruscos. Herramientas como cinturones de levantamiento

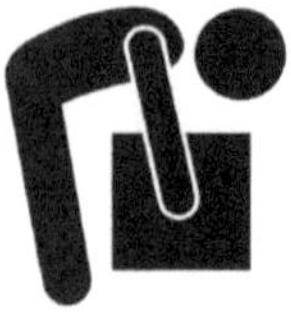

o carritos de transporte pueden reducir la carga. El entrenamiento regular de los músculos de la espalda y el abdomen fortalece el tronco y protege la columna vertebral de la sobrecarga. Si ya se padecen dolores de espalda, se debe consultar a un médico antes de levantar cargas pesadas.

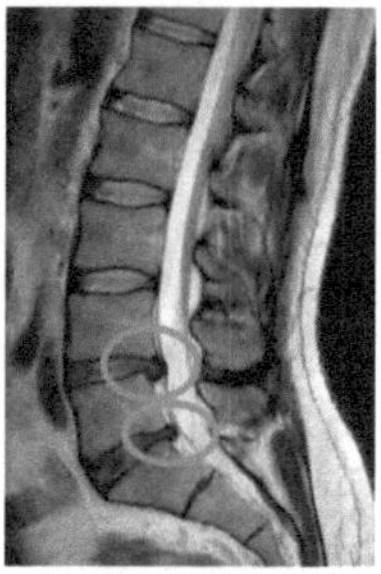

hernia discal [i3]

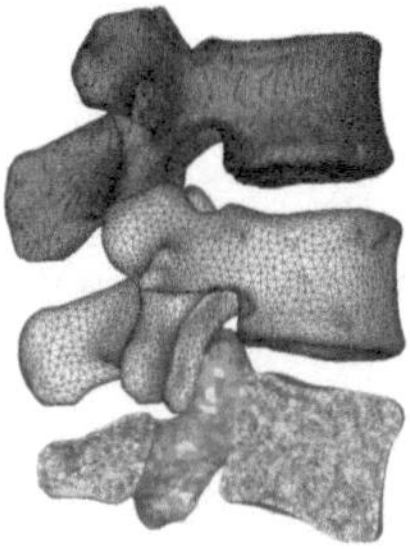

vértebra lumbar [i4]

Bueno saber

Desgaste articular

La sobrecarga crónica de las articulaciones vertebrales puede llevar al desgaste del cartílago y a la artrosis. Esto causa dolor, rigidez y movilidad reducida.

Enfermedades musculoesqueléticas

Las enfermedades musculoesqueléticas afectan a músculos, huesos, articulaciones, tendones, ligamentos y nervios. Pueden surgir por sobrecarga, lesiones o malas posturas y causar dolor, limitaciones de movimiento y pérdida de función.

Técnica de levantamiento

Una técnica de levantamiento correcta distribuye la carga de manera uniforme entre las piernas y el tronco, minimiza el riesgo de lesiones y protege la columna vertebral.

Zona lumbar

La zona lumbar es especialmente susceptible a lesiones por levantar objetos pesados, ya que soporta gran parte del peso y al mismo tiempo debe ser flexible.

Tensión estimada en la columna lumbar durante las actividades comunes de levantamiento

Comparación de las cargas espinales en diferentes escenarios de levantamiento

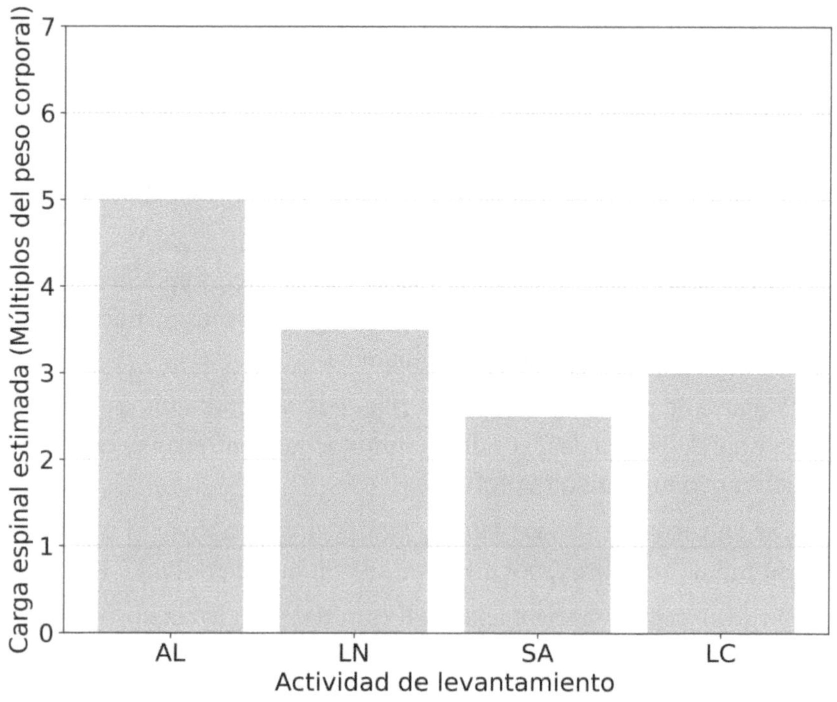

AL: Levantamiento desde el suelo (10kg)

LC: Levantamiento a la altura de la cintura (10kg)

LN: Levantamiento a la altura de las rodillas (10kg)

SA: Levantamiento a la altura de los hombros (10kg)

Este gráfico muestra visualmente cómo las diferentes posturas y pesos de levantamiento impactan significativamente la tensión en la columna lumbar. Levantar objetos del suelo, especialmente con pesos pesados, aumenta drásticamente la carga. Mantener una columna neutral y la carga cerca del cuerpo parece ser crucial para minimizar la tensión. Estos hallazgos subrayan la importancia de las técnicas de levantamiento adecuadas para prevenir lesiones de espalda.

Consejos concretos

- Cambie regularmente su posición al sentarse y levántese al menos una vez por hora para activar su musculatura.
- Utilice la pausa del almuerzo para dar un breve paseo al aire libre, para liberar tensiones y recargar energías.
- Incorpore breves secuencias de movimiento, como ejercicios de estiramiento o sentadillas, en su rutina laboral, por ejemplo, mientras espera la impresora.
- Preste atención a una distribución uniforme del peso al llevar bolsas o mochilas, para evitar cargas unilaterales.
- Experimente con diferentes opciones de asiento, como una pelota de gimnasia o un cojín en cuña, para fortalecer su musculatura del tronco y hacer su postura más dinámica.
- Póngase de pie sobre una pierna mientras se cepilla los dientes y cambie de pierna después de un minuto, para entrenar su equilibrio y activar su musculatura profunda.
- Use zapatos con suelas planas y flexibles, para apoyar el movimiento natural de sus pies y, por ende, de su columna vertebral.
- Dirija su mirada hacia adelante al caminar y no hacia el suelo, para fomentar una postura erguida y prevenir tensiones en el cuello.
- Respire conscientemente hondo por el abdomen, para oxigenar su musculatura y liberar tensiones.
- Acuéstese por la noche durante unos minutos sobre la espalda con las piernas flexionadas, para aliviar y relajar su columna vertebral.
- Incorpore el uso de objetos sobre la cabeza en su vida diaria, por ejemplo, al ordenar, para entrenar su percepción corporal y su postura erguida.

1. 2 Factores Psicológicos

Los factores psicológicos juegan un papel decisivo en la aparición y el mantenimiento del dolor de espalda. El estrés, las emociones negativas y los patrones de pensamiento desfavorables pueden intensificar la percepción del dolor y contribuir a su cronicidad. También la reacción individual al estrés y el entorno personal influyen de manera significativa en la evolución del dolor. Por ejemplo, el catastrofismo o la falta de apoyo social pueden agravar las molestias. Este capítulo ilumina las complejas interacciones entre la psique y el dolor de espalda, y muestra cómo las cargas emocionales, los procesos cognitivos y los factores sociales afectan la gestión del dolor. Comprenda las influencias psicológicas para manejar mejor su dolor de espalda.

La reacción individual al estrés, especialmente la tendencia a la catastrofización, juega un papel clave en la aparición y mantenimiento del dolor de espalda.

Tensiones relacionadas con el estrés

El estrés provoca tensiones musculares que pueden causar o agravar el dolor de espalda. El estrés persistente puede llevar a contracciones musculares bajas pero duraderas, que afectan la circulación sanguínea (Isquemia) y el suministro de oxígeno (hipoxia) en los tejidos, causando así dolor [s10]. Esta relación se manifiesta de manera especialmente clara en la musculatura de la parte baja de la espalda. Los pacientes con dolor de espalda crónico tienden a tener contracciones excesivas de estos músculos, lo que influye en su percepción del dolor [s10]. La respuesta individual al estrés juega un papel importante. Así, la tendencia a catastrofizar – es decir, la tendencia a evaluar y dramatizar el dolor de manera excesivamente negativa – puede aumentar la tensión muscular en la musculatura intersticial (musculatura paravertebral), especialmente cuando se experimentan emociones negativas [s10]. Un ejemplo de esto sería un paciente que teme perder su trabajo debido al dolor de espalda, poniendo en riesgo su sustento. Estas preocupaciones y miedos pueden intensificar la tensión muscular y, por ende, el dolor. Además, la catastrofización del dolor y la tensión muscular en reposo interactúan: los pacientes con una alta manifestación de ambos factores informan sobre los dolores más intensos [s10]. También es relevante la reactividad cardiovascular al estrés. Una baja reactividad de la presión arterial ante la carga emocional puede reducir el efecto analgésico de la presión arterial y, así, aumentar la intensidad del dolor en pacientes con un comportamiento de catastrofización marcado [s10]. El estrés no solo influye en el dolor de espalda, sino también en otros tipos de dolor. Por ejemplo, puede provocar o agravar el dolor fantasma [s11]. Estudios muestran que el estrés y la carga emocional pueden desencadenar episodios de dolor fantasma, donde las contracciones musculares involuntarias en el muñón están asociadas con miedo, tensión y estrés [s11]. Las cargas emocionales y el agotamiento son mencionados por muchos amputados como desencadenantes del dolor fantasma [s11]. Por lo tanto, las medidas terapéuticas que se centran en la regulación de las reacciones al estrés también pueden ser útiles en el tratamiento del dolor fantasma [s11]. Las interacciones entre el estrés, las emociones y el dolor son complejas y varían de manera individual. Es importante reconocer los propios desencadenantes de estrés y patrones de reacción para desarrollar estrategias específicas de manejo del estrés y así reducir el dolor.

Bueno saber

Catastrofización

La tendencia a evaluar el dolor de manera excesivamente negativa, dramatizarlo y sobreestimar las posibles consecuencias. La catastrofización puede agravar el dolor de espalda al aumentar la tensión muscular y intensificar las emociones negativas.

Musculatura paravertebral

La musculatura que recorre la columna vertebral y es responsable de la estabilización y el movimiento de la espalda. El estrés y las emociones negativas pueden aumentar la tensión en la musculatura paravertebral y, así, causar o agravar el dolor de espalda.

Dolor fantasma

Dolor que se siente en una parte del cuerpo amputada, aunque esta ya no esté presente. El estrés y la carga emocional pueden desencadenar o agravar el dolor fantasma, lo que subraya la importancia del manejo del estrés en la terapia del dolor.

Reactividad cardiovascular

La reacción del sistema cardiovascular al estrés, medida a través de cambios en la presión arterial y la frecuencia cardíaca. Una baja reactividad cardiovascular puede reducir el efecto analgésico de la presión arterial y, así, agravar el dolor de espalda.

Estrés y tensión

Frecuencia de factores de estrés psicológico

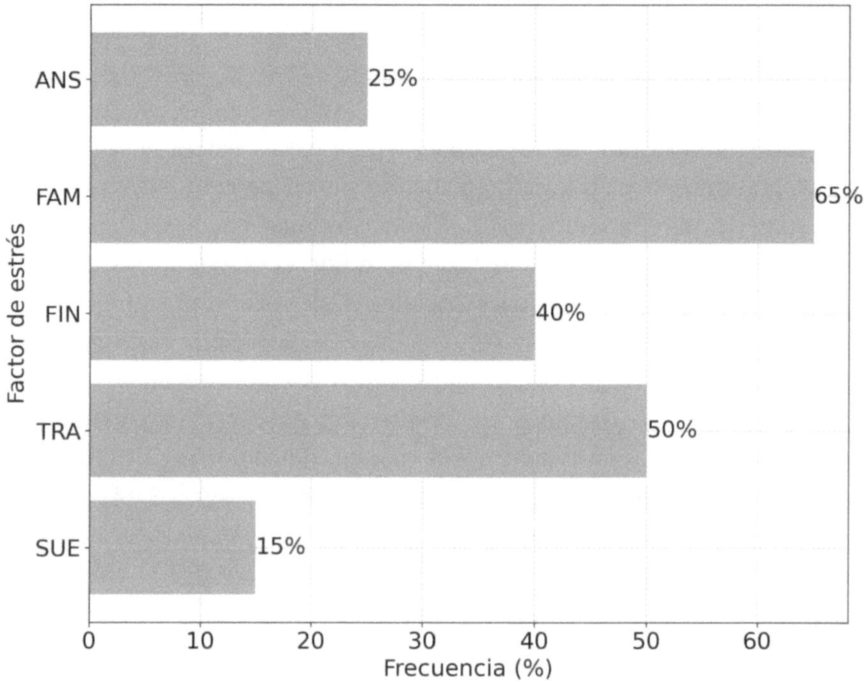

ANS: Ansiedad Social

FAM: Problemas familiares

FIN: Preocupaciones financieras

SUE: Trastornos del sueño

TRA: Estrés laboral

El gráfico de barras visualiza la frecuencia relativa de diferentes factores de estrés psicológico que pueden provocar tensión, especialmente en la zona de la espalda. El estrés laboral es el factor dominante, seguido de los problemas familiares y las preocupaciones financieras. Los trastornos del sueño y la ansiedad social juegan un papel comparativamente menor, pero aún relevante.

Patrones de carga emocional

Los patrones de carga emocional influyen en la aparición y el curso del dolor de espalda. Los sentimientos negativos como el miedo, la ira o la tristeza pueden intensificar la percepción del dolor y contribuir a una cronificación [s12] [s13]. En particular, la alimentación emocional como estrategia de afrontamiento ante sentimientos negativos no solo puede llevar al aumento de peso, sino también afectar negativamente la salud mental y, por ende, indirectamente el dolor de espalda [s14]. El estrés psicológico, como el que se presenta en el burnout, se manifiesta en agotamiento, cinismo y reducción del rendimiento [s15]. Estos síntomas pueden dificultar aún más el manejo del dolor y agravar el dolor de espalda existente. De manera similar, las interacciones sociales negativas en el trabajo o en el entorno privado pueden agotar las reservas de energía necesarias para el manejo del dolor [s15]. Por el contrario, los contactos sociales positivos y el apoyo pueden fortalecer la resiliencia, es decir, la capacidad de afrontar las cargas, facilitando así el manejo del dolor [s12]. Quien, por ejemplo, se da cuenta de que el estrés laboral agrava el dolor de espalda, podría buscar el apoyo de colegas o aprender estrategias de afrontamiento del estrés como ejercicios de atención plena. También un cambio en la alimentación, alejándose de la alimentación emocional hacia una dieta consciente y equilibrada, puede tener efectos positivos en la salud mental y física [s14]. Las experiencias negativas tempranas, como traumas en la infancia o la falta de cuidado materno, pueden influir a largo plazo en los patrones de reacción cognitivo-emocionales y en el manejo del estrés, aumentando así la susceptibilidad al dolor de espalda [s13] [s16]. La percepción de control sobre la propia situación (locus de control) y la confianza en las propias habilidades (autoeficacia) también juegan un papel en el manejo del dolor [s17]. Un fuerte sentido de autoeficacia puede llevar a los afectados a tomar medidas activas para aliviar su dolor, mientras que una baja autoestima puede obstaculizar la implementación de comportamientos que alivien el dolor [s17]. La terapia puede ayudar a cambiar patrones de pensamiento negativos y fortalecer la autoeficacia.

Bueno saber

Autoeficacia
La creencia en la capacidad de llevar a cabo acciones exitosas y alcanzar objetivos. Una alta autoeficacia puede motivar a los afectados a participar activamente en el manejo del dolor.

Cronificación
Transición de un dolor agudo a un síndrome de dolor crónico, a menudo asociado con factores psicológicos como el miedo o la depresión.

Ejercicios de atención plena
Ejercicios para la percepción consciente del momento presente, que pueden ayudar a reducir el estrés y mejorar la percepción corporal, lo que puede tener un efecto positivo en el dolor de espalda.

Patrones de reacción cognitivo-emocionales
Pensamientos y sentimientos que surgen como respuesta a situaciones o estímulos específicos. Los patrones de reacción negativos pueden intensificar la percepción del dolor y dificultar el manejo del dolor de espalda.

Carga Emocional e Intensidad del Dolor

Correlación entre el estrés, la carga emocional y la intensidad del dolor.

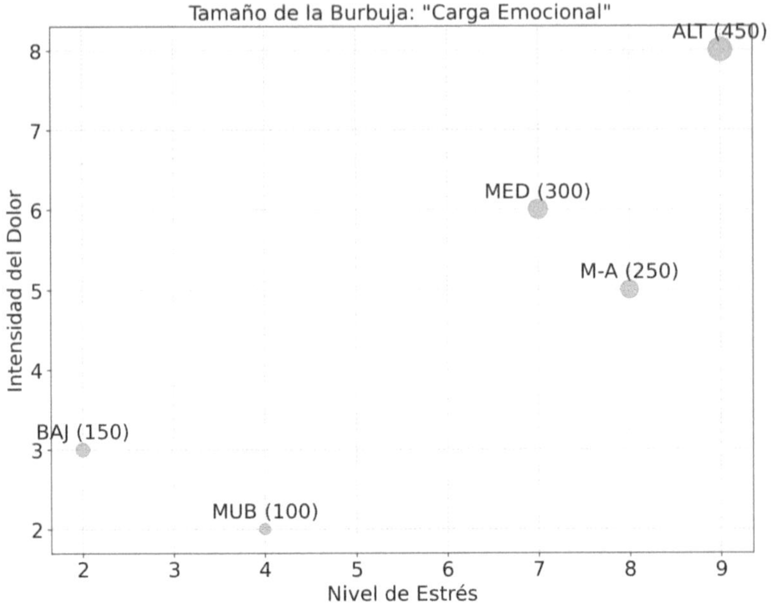

Blasengröße: Carga Emocional

ALT: Alto Estrés y Carga

BAJ: Bajo Estrés y Carga

M-A: Estrés y Carga Medio-Altos

MED: Estrés y Carga Medios

MUB: Muy Bajo Estrés y Carga

El gráfico indica una correlación positiva entre la carga emocional y la intensidad del dolor. Los niveles altos de estrés, junto con una alta carga emocional, tienden a corresponder con niveles de dolor más altos. Por el contrario, las personas que experimentan niveles más bajos de estrés y carga emocional generalmente reportan una menor intensidad del dolor. Esto sugiere que controlar el bienestar emocional y los niveles de estrés podría desempeñar un papel importante en el manejo del dolor.

Psicosomáticos vínculos

Los vínculos psicosomáticos describen la interacción entre procesos psicológicos y molestias físicas. En el contexto del dolor de espalda, esto significa que factores emocionales y cognitivos no solo influyen en la percepción del dolor, sino que también pueden contribuir a la aparición y mantenimiento de las molestias [s18] [s19]. El miedo, un desencadenante común de dolores de cabeza, puede intensificar la intensidad del dolor y disminuir la calidad de vida [s19]. De manera similar ocurre con el dolor de espalda: emociones negativas como la ira o la tristeza pueden intensificar la percepción del dolor y llevar a una cronicidad de las molestias [s18]. Esto también se aplica a la percepción de control sobre la propia situación y la confianza en las propias habilidades. Una baja autoestima puede dificultar la implementación de comportamientos que alivien el dolor, mientras que un fuerte sentido de autoeficacia motiva a los afectados a tomar medidas activas para aliviar el dolor [s19]. Por ejemplo, quien sufre de dolor de espalda y al mismo tiempo está convencido de que no puede influir en el dolor, puede buscar soluciones de manera menos activa, favoreciendo así la cronicidad del dolor. La capacidad de percibir y expresar emociones puede aliviar los efectos del dolor [s18]. Los pacientes que pueden nombrar y comunicar claramente sus emociones pueden tener mejores oportunidades de recibir apoyo adecuado y manejar mejor el dolor. katastrophisieren, un estilo de afrontamiento desfavorable en el que el dolor se evalúa y dramatiza de manera excesiva, intensifica la percepción del dolor [s20]. Se puede comparar con un paciente que interpreta cada dolor de espalda como un presagio de una enfermedad grave y, como resultado, limita drásticamente sus actividades, lo que puede aumentar el dolor a largo plazo. La investigación también muestra una relación entre el apoyo social y una menor ansiedad y depresión [s21]. Un entorno social estable puede, por lo tanto, servir como un factor de protección en el manejo del dolor crónico y influir positivamente en el afrontamiento del dolor.

Bueno saber

Cognitivo

Se refiere a los procesos mentales como pensar, percibir y recordar. Los patrones de pensamiento negativos pueden intensificar el dolor de espalda y afectar la recuperación.

Psicosomático

Se refiere a la interacción entre procesos psicológicos y físicos, que juega un papel importante en el dolor de espalda, ya que el estrés, la ansiedad y la depresión pueden intensificar el dolor.

Autoeficacia

Es la creencia de poder alcanzar objetivos propios y manejar situaciones difíciles. Un fuerte sentido de autoeficacia puede fomentar la motivación para afrontar el dolor y aliviar el dolor de espalda.

Correlación entre el Nivel de Estrés y la Severidad del Dolor de Espalda

Ilustra la relación entre el estrés percibido y la intensidad del dolor de espalda.

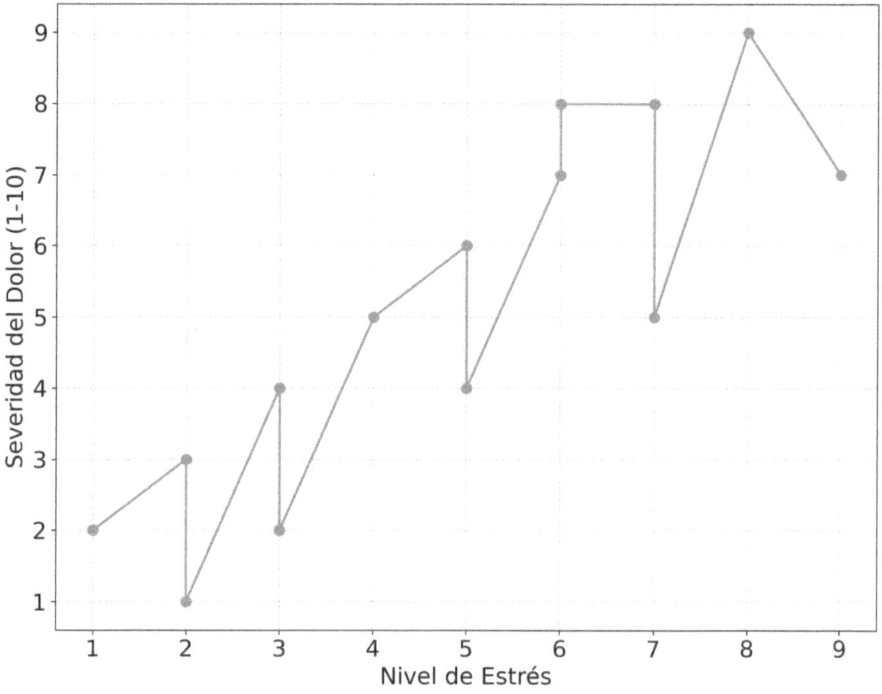

Este gráfico sugiere una correlación positiva entre los niveles de estrés y la severidad del dolor de espalda. A medida que aumenta el estrés, la intensidad reportada del dolor de espalda también tiende a aumentar. Esto no implica necesariamente causalidad, pero destaca la posible influencia de factores psicológicos en los síntomas físicos. Se necesita más investigación para determinar la naturaleza de esta relación y explorar posibles intervenciones.

Consejos concretos

- Reflexione regularmente sobre sus pensamientos y sentimientos en relación con su dolor.
- Lleve un diario para reconocer patrones recurrentes en sus reacciones emocionales al dolor.
- Practique cuestionar y reinterpretar conscientemente los patrones de pensamiento negativos relacionados con el dolor.
- Entrene su autoeficacia estableciendo y alcanzando pequeñas metas realistas en el manejo de su dolor.
- Visualice regularmente situaciones en las que maneja su dolor con éxito.
- Busque activamente aspectos positivos en su vida, incluso cuando tiene dolor.
- Concéntrese en sus fortalezas y recursos, en lugar de en sus debilidades y deficiencias en el manejo del dolor.
- Aprenda a aceptar sus límites en el manejo del dolor y a mostrar compasión hacia sí mismo.
- Desarrolle un ritual personal que le ayude a lidiar con las cargas emocionales relacionadas con el dolor.
- Comparta sus experiencias sobre el dolor y las cargas emocionales con otros afectados.
- Busque apoyo profesional si tiene dificultades para regular sus reacciones emocionales al dolor por sí mismo.
- Aprenda técnicas de relajación como la relajación muscular progresiva o el entrenamiento autógeno para reducir su tensión emocional.

1. 3 Condiciones Anatómicas

El dolor de espalda es una de las quejas más comunes y limita considerablemente la calidad de vida. Las estructuras anatómicas de la columna vertebral, como los discos intervertebrales, las articulaciones facetarias y los cuerpos vertebrales, sufren cambios a lo largo de la vida que pueden provocar dolor. Los desequilibrios musculares agravan aún más esta problemática y afectan la estabilidad de la columna vertebral. Los discos intervertebrales pierden líquido y elasticidad, lo que provoca una mayor carga en las articulaciones facetarias y, en última instancia, dolor. También, anomalías congénitas como una vértebra de transición lumbosacra pueden influir en la biomecánica de la columna vertebral y favorecer una degeneración prematura. Comprenda los fundamentos anatómicos de su dolor de espalda para abordar de manera específica las causas y el desarrollo, y prevenir eficazmente las molestias.

El dolor de espalda suele surgir por una compleja interacción de cambios degenerativos en la columna vertebral (discos intervertebrales, articulaciones facetarias, huesos), desequilibrios musculares y particularidades anatómicas.

Cambios en la columna vertebral

Los cambios en la columna vertebral ocurren a lo largo de la vida y afectan diversas estructuras. Los discos intervertebrales, que se encuentran entre las vértebras y actúan como amortiguadores, se alteran debido al envejecimiento y a lesiones. [s22] Su estructura, compuesta por un núcleo gelatinoso (Núcleo pulposo) y un anillo fibroso (Anulus fibrosus), pierde contenido de agua y elasticidad. [s23] Esto reduce la altura del disco intervertebral y pueden aparecer desgarros en el anillo fibroso, lo que puede causar dolor, incluso sin hernia discal. [s23] Las articulaciones facetarias, que controlan la movilidad de la columna vertebral, también están sujetas a procesos degenerativos. [s24] La artrosis en estas articulaciones contribuye, junto con la degeneración del disco intervertebral, a los dolores de espalda. [s25] La pérdida de densidad ósea en el hueso esponjoso de los cuerpos vertebrales agrava este desarrollo y aumenta el riesgo de fracturas. [s24] Por ejemplo, en un vértebra de transición lumbosacra (LSTV) – una anomalía congénita en la que la última vértebra lumbar está fusionada con el sacro – la anatomía alterada puede influir en la biomecánica de la columna vertebral y llevar a una degeneración temprana del disco intervertebral. [s26] Los ligamentos iliolumbares, que están menos desarrollados allí, contribuyen a la inestabilidad. [s26] Es importante señalar que una disminución en la altura del disco intervertebral por debajo de un LSTV no debe confundirse con una degeneración. [s26] Los métodos de imagen, como la tomografía computarizada y la resonancia magnética, son esenciales para diagnosticar estos cambios. [s25] Por ejemplo, a través de una resonancia magnética se pueden detectar desgarros en los ligamentos interespinosos y artrosis de las articulaciones vertebrales posteriores, que indican cambios degenerativos. [s25]

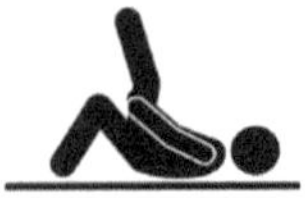

Bueno saber

Articulaciones vertebrales posteriores

Las articulaciones vertebrales posteriores, también llamadas articulaciones facetarias, permiten el movimiento de la columna vertebral y contribuyen a la estabilidad. La artrosis en estas articulaciones puede causar dolor y limitaciones en el movimiento.

Hueso esponjoso

El hueso esponjoso es un hueso poroso que se encuentra en el interior de los cuerpos vertebrales. Es más ligero que el hueso compacto, pero aún así proporciona estabilidad y contiene médula ósea.

Núcleo pulposo

El núcleo pulposo es el núcleo gelatinoso en el interior de un disco intervertebral. Está compuesto principalmente de agua y proporciona flexibilidad y amortiguación al disco.

Vértebra de transición lumbosacra (LSTV)

Una vértebra de transición lumbosacra es una anomalía congénita en la que la última vértebra lumbar está parcialmente o completamente fusionada con el sacro. Esto puede llevar a una carga alterada de la columna vertebral y a dolores de espalda.

Problemas comunes de la columna vertebral

Distribución de los problemas espinales comunes que contribuyen al dolor de espalda.

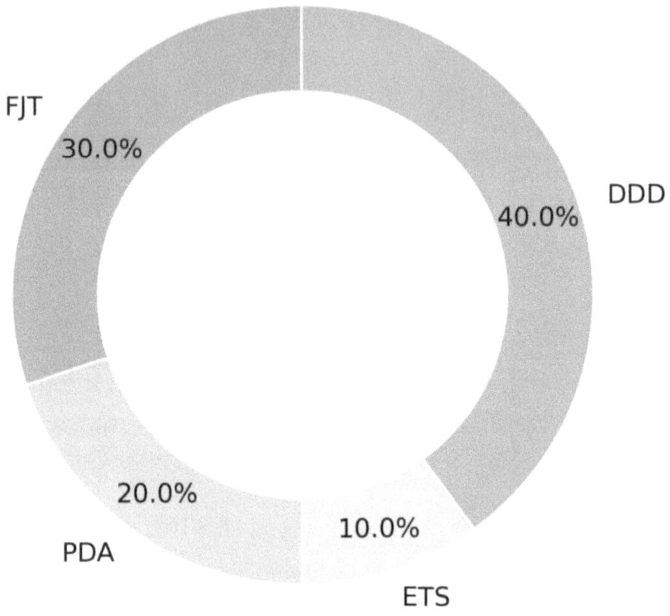

DDD: Enfermedad degenerativa del disco ETS: Estenosis espinal
FJT: Problemas de la articulación facetaria PDA: Prolapso de disco

La enfermedad degenerativa del disco es el problema más frecuente, que afecta a una parte importante de la población y destaca la importancia de las medidas preventivas y la atención adecuada. Los problemas de la articulación facetaria y las hernias de disco también representan porciones sustanciales, lo que indica la necesidad de diagnósticos exhaustivos para distinguir entre estas afecciones relacionadas. La estenosis espinal, aunque menos común que las demás, todavía afecta a un porcentaje notable y requiere consideraciones de tratamiento específicas.

Desequilibrios musculares

Los desequilibrios musculares, es decir, las desigualdades en la fuerza y flexibilidad de diferentes grupos musculares, afectan la función de las articulaciones y pueden causar dolor de espalda. Se producen cuando los músculos alrededor de una articulación no trabajan en equilibrio, algunos son demasiado fuertes y otros demasiado débiles, lo que afecta la mecánica y estabilidad articular. [s27] Un ejemplo de esto es el Síndrome de Upper-Crossed, donde hay debilidad en los músculos flexores del cuello y en los músculos estabilizadores de la escápula. Al mismo tiempo, se produce un acortamiento de los músculos pectorales, del trapecio superior, del músculo esternocleidomastoideo y del elevador de la escápula. [s27] Este desequilibrio conduce a una postura alterada y puede provocar dolor en el área del cuello, los hombros y la espalda. También en la región de la columna lumbar, los desequilibrios musculares pueden causar problemas y, por ejemplo, llevar a una sobrecarga de los extensores de la espalda si los músculos abdominales son demasiado débiles para estabilizar adecuadamente la columna vertebral. [s28] Diversos factores favorecen la aparición de tales desequilibrios, incluyendo cargas unilaterales por deporte o trabajo, falta de calentamiento antes de la actividad física, así como particularidades anatómicas. [s28] Así, un músculo de la pantorrilla acortado o débil puede alterar el eje de la pierna y afectar negativamente la carga en la rodilla y la cadera, así como en la columna lumbar. [s28] Incluso los desequilibrios en la región torácica pueden afectar la extremidad inferior y, por ejemplo, causar dolor en la rodilla. [s28] Para comprender y tratar estas complejas interrelaciones de manera específica, es útil un diagnóstico integral que también incluya la actividad muscular mediante electromiografía (EMG). [s27] Este método de medición permite analizar los patrones de activación de los músculos y así identificar las causas del desequilibrio.

Bueno saber

Desequilibrios musculares

Juegan un papel crucial en la aparición del dolor de espalda. Un desequilibrio entre los músculos abdominales frontales y posteriores puede, por ejemplo, sobrecargar la columna lumbar y causar dolor. También en la zona del hombro y el cuello, los desequilibrios pueden llevar a una mala postura y a dolores asociados.

Electromiografía

Mediante electrodos colocados en la piel, la electromiografía mide la actividad eléctrica de los músculos. Esta información ayuda a determinar qué músculos están demasiado activos o demasiado débiles y proporciona información sobre las causas de los desequilibrios musculares.

Síndrome de Upper-Crossed

En el síndrome de Upper-Crossed, hay una combinación de músculos pectorales y del cuello acortados, así como debilidad en los músculos de la espalda y en los músculos profundos del cuello. Este desequilibrio conduce a una postura característica de la cabeza hacia adelante y puede causar dolor en el cuello, los hombros y la parte superior de la espalda.

Desequilibrios musculares

Desequilibrios musculares comunes en el dolor de espalda

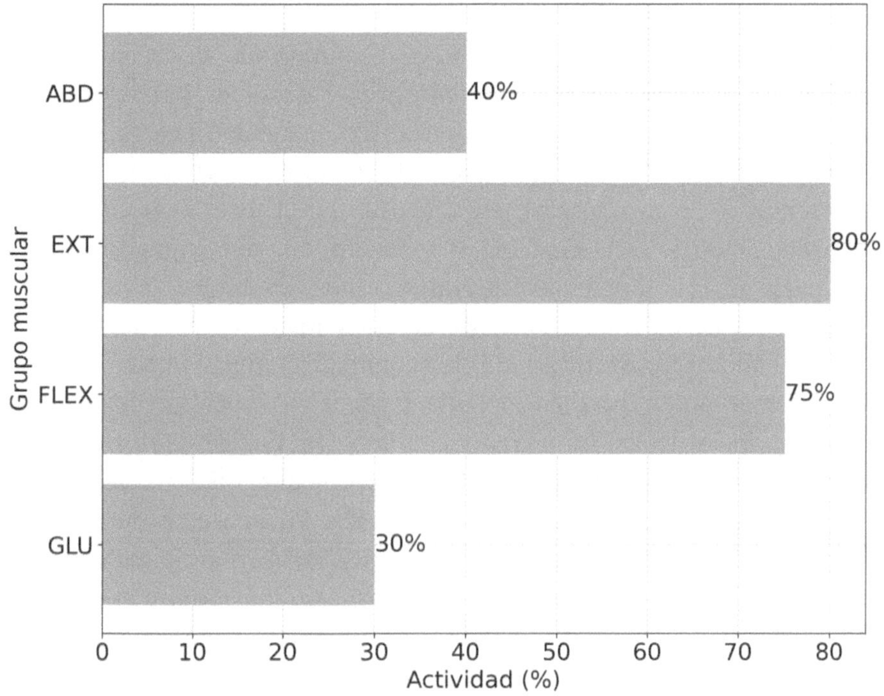

ABD: Músculos abdominales

EXT: Extensores de la espalda

FLEX: Flexores de la cadera

GLU: Glúteos

El diagrama visualiza los desequilibrios musculares típicos que pueden estar asociados con el dolor de espalda. Un acortamiento de los flexores de la cadera y de los extensores de la espalda, combinado con una debilidad de los músculos abdominales y de los glúteos, puede provocar una postura y una tensión alteradas en la columna lumbar y, por lo tanto, causar dolor.

Problemas de discos intervertebrales

Los problemas de discos intervertebrales surgen de cambios complejos en la estructura del disco mismo y su entorno. El disco, compuesto por un anillo fibroso externo (Anulus fibrosus) y el núcleo gelatinoso interno (Nucleus pulposus), pierde agua y elasticidad con la edad [s29]. Esta pérdida de líquido altera la estructura y función del disco, disminuyendo su capacidad para distribuir la presión de manera uniforme y absorber impactos [s30]. Debido a la reducción de la altura del disco, aumenta la carga sobre las articulaciones vertebrales adyacentes (articulaciones facetarias), lo que a su vez puede llevar a su desgaste (artrosis) [s31]. Esta degeneración de las articulaciones facetarias es otra fuente de dolor que a menudo acompaña a los problemas de discos intervertebrales. Los dolores resultantes pueden manifestarse de diversas maneras. Así, un paciente con degeneración avanzada de la columna lumbar puede no solo experimentar dolor local en la parte baja de la espalda, sino también dolor irradiado hacia la pierna, similar a la ciática [s31]. Además, pueden producirse desgarros en el anulus fibrosus, que también causan dolor, incluso sin una hernia de disco [s32]. La nutrición del disco se realiza a través de la difusión, ya que no está irrigado directamente (avascular) [s33]. Esta circunstancia lo hace más susceptible a daños y ralentiza la curación [s34]. La predisposición genética, así como factores externos como el tabaquismo y la carga física, influyen en este proceso [s29]. Los procesos inflamatorios que surgen de la degeneración del disco conducen a la invasión de fibras nerviosas en el disco, que previamente era insensible al dolor (Neurotización) [s34]. Estas terminaciones nerviosas en el disco y en las estructuras adyacentes, como las articulaciones facetarias y los ligamentos, transmiten señales de dolor que el cerebro interpreta como dolor de espalda.

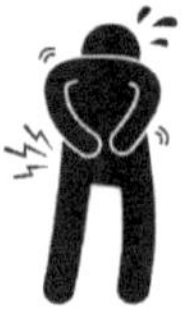

Bueno saber

Anillo fibroso

El anillo fibroso es el anillo externo y fibroso del disco. Rodea el núcleo gelatinoso y proporciona estabilidad y flexibilidad.

Columna lumbar

La columna lumbar es la parte inferior de la columna vertebral y es especialmente susceptible a cargas y dolores.

Neurotización

La neurotización es el crecimiento de fibras nerviosas en un tejido que previamente no estaba inervado. Esto puede causar dolor en discos degenerados.

Núcleo pulposo

El núcleo pulposo, el núcleo gelatinoso interno del disco, está compuesto por una sustancia gelatinosa que es responsable de la amortiguación y distribución de la presión.

Ubicación de las hernias discales

Distribución de la aparición de hernias discales por región espinal.

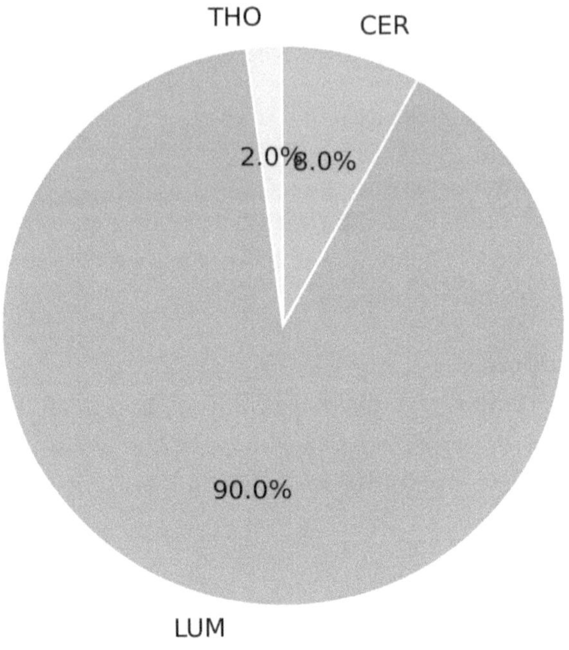

- CER: Columna cervical
- LUM: Columna lumbar
- THO: Columna torácica

La gran mayoría de las hernias discales ocurren en la columna lumbar, seguida de la columna cervical. Las hernias de la columna torácica son considerablemente menos comunes. Esta distribución probablemente refleja las mayores demandas de estrés y movilidad que se imponen a las regiones lumbar y cervical en comparación con la columna torácica, que es más estable.

Consejos concretos

- Conscientemente sienta la curvatura natural de su columna vertebral y trate de mantenerla en su vida diaria.
- Palpe su columna vertebral y explore su trayectoria y los músculos adyacentes.
- Observe el movimiento de su columna vertebral en actividades cotidianas como agacharse o girar.
- Compare la movilidad de su columna vertebral en diferentes posturas corporales, por ejemplo, al sentarse y al estar de pie.
- Imagínese que su columna vertebral es un collar de perlas y trate de mover conscientemente cada una de las "perlas" (vértebras).
- Cuélguese regularmente durante unos segundos de una barra o un marco de puerta para estirar y descomprimir su columna vertebral.
- Rómpase sobre una colchoneta de gimnasia para promover la movilidad de su columna vertebral y liberar tensiones.
- Masajee los músculos a lo largo de su columna vertebral con una pelota de tenis o un rodillo de fascia.
- Acuéstese boca abajo y levante alternativamente el brazo derecho y la pierna izquierda y viceversa, para fortalecer los músculos de la espalda.
- Palpe sus huesos pélvicos y trate de alinearlos conscientemente para estabilizar la base de su columna vertebral.
- Visualice la posición de sus discos intervertebrales entre las vértebras y imagine cómo se nutren de líquido a través del movimiento.

Revisión - 1. Causas y Desarrollo

El dolor de espalda es un problema muy común, cuyas causas son diversas y a menudo están entrelazadas. Un aspecto central es la postura corporal en la vida cotidiana. Estar sentado durante largos períodos, especialmente en posiciones desfavorables, conduce a desequilibrios musculares: los músculos abdominales se debilitan, mientras que los músculos en la parte posterior del cuerpo se acortan. Esta asimetría altera la estática de la columna vertebral y puede causar dolor. También las malas posturas al estar de pie, como la lordosis o la cifosis, contribuyen a una carga desfavorable de la columna. Para contrarrestar esto, debe diseñar su lugar de trabajo de manera ergonómica, corregir regularmente su postura y asegurarse de tener suficiente movimiento. Integre breves pausas de movimiento en su jornada laboral, utilice escritorios ajustables en altura y preste atención a una posición de sentado dinámica. Reflexione sobre su postura en la vida cotidiana y corríjase activamente tan pronto como note una mala postura. Esto requiere un esfuerzo consciente al principio, pero con el tiempo se convertirá en un hábito.

Otro factor importante es la falta de movimiento. La inactividad conduce a una disminución del flujo sanguíneo en los músculos y discos intervertebrales, lo que afecta su suministro de nutrientes y oxígeno. Las consecuencias son un debilitamiento de la musculatura de la espalda, una disminución de la elasticidad de los discos intervertebrales y un mayor riesgo de enfermedades como la osteoporosis y la artritis. Además de los efectos físicos, la falta de movimiento también influye en el bienestar psicológico y puede llevar a un círculo vicioso de inactividad y dolor. Por lo tanto, el ejercicio regular es esencial para prevenir y aliviar el dolor de espalda. Comience con actividades ligeras como caminatas y aumente gradualmente la intensidad y la duración. Integre el movimiento en su vida diaria, utilizando las escaleras en lugar del ascensor o caminando distancias cortas. Encuentre un deporte que le guste y que pueda integrar a largo plazo en su rutina. Sea paciente consigo mismo y acepte también los contratiempos.

Además de las malas posturas y la falta de movimiento, la sobrecarga, especialmente por levantar cargas pesadas de manera incorrecta, juega un papel decisivo. La carga en la columna vertebral al levantar, especialmente en la región lumbar, puede causar daños en los discos intervertebrales, ligamentos y músculos. Para evitar esto, la técnica de levantamiento correcta es crucial: doble las rodillas, mantenga la espalda recta y cargue la carga cerca del cuerpo. Evite movimientos bruscos y utilice, si es necesario, herramientas como cinturones de elevación. Preste atención a una carga uniforme en la vida cotidiana y distribuya las cargas pesadas en ambas mitades del cuerpo. Entrene su musculatura de la espalda y abdominal para fortalecer su columna vertebral y protegerla de la sobrecarga.

Finalmente, no se debe subestimar la influencia del estrés y las cargas emocionales. El estrés provoca tensiones musculares que pueden causar o agravar el dolor de espalda. Las emociones negativas como el miedo, la ira o la tristeza influyen en la percepción del dolor y pueden contribuir a la cronicidad de las molestias. Por lo tanto, es importante desarrollar estrategias para manejar el estrés. Ejercicios de atención plena, técnicas de relajación y una actitud positiva hacia la vida pueden ayudarle a reducir el estrés y mejorar su salud de la espalda. Busque apoyo en su entorno social y no dude en buscar ayuda profesional si no puede avanzar solo.

La aparición del dolor de espalda es un complejo juego de diversos factores. Al reflexionar sobre su postura corporal, su rango de movimiento y su manejo del estrés, puede contribuir activamente a mejorar su salud de la espalda y prevenir el dolor. El camino hacia una espalda sin dolor requiere compromiso y paciencia, pero la recompensa es un mayor bienestar y una mejor calidad de vida.

2. Medidas Preventivas

¿Sabía que más del 80% de las personas sufren de dolor de espalda a lo largo de su vida? El estilo de vida moderno, con largas horas de sentado y falta de movimiento, cobra su peaje en nuestro cuerpo. Pero en lugar de actuar solo cuando ya está el dolor, podemos contrarrestar activamente. Los hábitos correctos y un manejo consciente de nuestro cuerpo forman la base para una espalda saludable. En este capítulo, aprenderá cómo prevenir problemas de espalda de manera específica con estrategias simples pero efectivas.

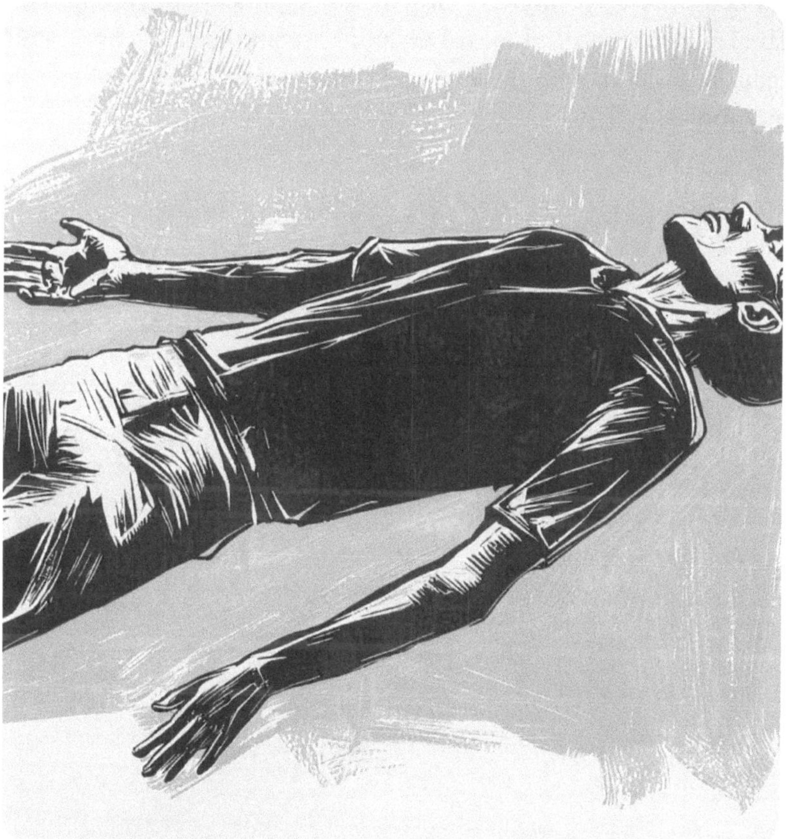

2. 1 Optimización del Movimiento

La optimización del movimiento en la vida cotidiana protege contra el dolor de espalda y mejora el rendimiento físico general. Los movimientos realizados de manera inconsciente a menudo conllevan riesgos de sobrecarga y dolor, especialmente en la región lumbar. Estos pueden minimizarse mediante una mejor percepción corporal y la optimización de los patrones de movimiento. Levantar, agacharse y mantener una postura correcta durante las actividades diarias juegan un papel crucial. Una musculatura del tronco fuerte y ángulos articulares óptimos apoyan la columna vertebral y previenen lesiones. Descubra a continuación cómo optimizar sus patrones de movimiento y contribuir así a una espalda libre de dolor y móvil.

La optimización del movimiento en la vida cotidiana requiere tanto el fortalecimiento de la musculatura del tronco como la formación de la percepción corporal, para realizar los movimientos de manera consciente, eficiente y respetuosa con la espalda.

Entrenamiento postural

El entrenamiento postural tiene como objetivo mejorar la postura corporal para aliviar el dolor de espalda y agudizar la percepción corporal general. Un aspecto importante es el fortalecimiento de la musculatura que sostiene la columna vertebral. Una musculatura del tronco débil puede llevar a malas posturas y, como consecuencia, a dolores. A través de un entrenamiento específico, entre otros con ejercicios neuromusculares, se puede mejorar la estabilidad de la columna vertebral y fortalecer la musculatura. [s35] Estos ejercicios se pueden realizar en diferentes niveles de dificultad para adaptarse a las necesidades individuales y evitar sobrecargas. Comenzando con ejercicios simples en posición acostada, la intensidad se puede aumentar gradualmente hasta llegar a ejercicios más complejos de pie. De esta manera, la musculatura se entrena de manera óptima y se mejora el control sobre la postura corporal. La llamada "posición neutral de la columna vertebral" - una postura que mantiene la columna en su forma natural en S - juega un papel central. Un mejor control sobre esta postura puede ayudar a evitar sobrecargas y reducir el dolor. [s35] Además del fortalecimiento de la musculatura, la formación de la percepción corporal es otro componente importante del entrenamiento postural. Muchas personas no son conscientes de su postura en la vida cotidiana y a menudo solo perciben las malas posturas cuando ya han aparecido dolores. A través de ejercicios específicos y una mayor atención a su propio cuerpo, se puede mejorar la percepción de la postura corporal. Esto permite reconocer y corregir las malas posturas en la vida cotidiana de manera temprana. Por ejemplo, las largas fases de sentado en el escritorio se pueden influir positivamente mediante interrupciones de movimiento regulares y un diseño ergonómico del lugar de trabajo. También al estar de pie, es importante prestar atención a una postura erguida y distribuir el peso de manera uniforme sobre ambas piernas. Otro aspecto que se considera en el entrenamiento postural es la respiración. Una respiración correcta apoya la estabilidad de la columna vertebral y puede ayudar a liberar tensiones. [s35] La respiración abdominal profunda, en la que el abdomen se eleva al inhalar y desciende al exhalar, puede activar la musculatura del tronco y aliviar la columna vertebral. Los ejercicios de respiración se pueden integrar en la vida cotidiana, por ejemplo, a través de breves pausas de respiración durante el trabajo o al caminar. La realización regular de ejercicios de entrenamiento postural puede llevar a una reducción significativa del dolor de espalda y mejorar el control del movimiento, especialmente en el área de la lendenwirbelsaeule. [s35] Es importante adaptar los ejercicios a las necesidades individuales y realizarlos de manera regular. Una combinación de ejercicios de fortalecimiento, formación de la percepción corporal y técnicas de respiración puede tener un efecto positivo sostenible en la postura y el bienestar general. Si los ejercicios se realizan de manera constante, los afectados pueden obtener un mejor control sobre su columna lumbar y reducir el dolor. [s35] A través de una mejor postura corporal y una musculatura fortalecida, la espalda se vuelve más resistente a las cargas y se puede minimizar el riesgo de futuros dolores de espalda.

Bueno saber

Musculatura del tronco

La musculatura que estabiliza el tronco y sostiene la columna vertebral. Una musculatura del tronco fuerte es esencial para una buena postura y previene el dolor de espalda.

Neuromuscular

Se refiere a la conexión y la interacción entre nervios y músculos. En la optimización del movimiento, los ejercicios neuromusculares juegan un papel importante, ya que mejoran la coordinación y el control de los músculos, lo que fomenta el control y la estabilidad del movimiento y puede prevenir el dolor de espalda.

Eficacia de las intervenciones para el dolor de espalda

Comparación de métodos de entrenamiento

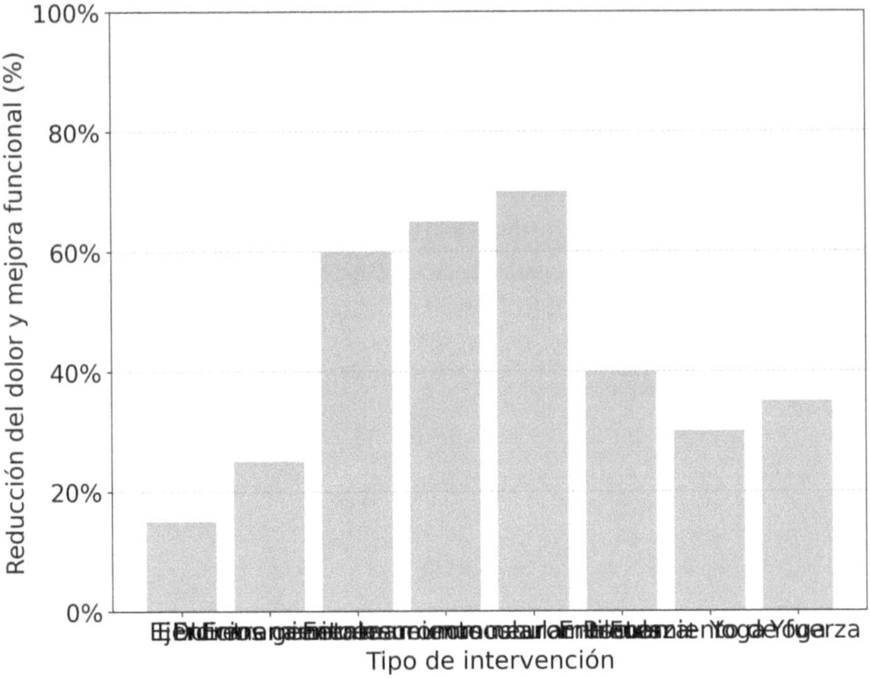

EDU: Educación

Ejercicios generales: Ejercicios Generales

Entrenamiento de fuerza: Entrenamiento de Fuerza

Entrenamiento neuromuscular: Entrenamiento Neuromuscular

Entrenamiento neuromuscular + Fuerza: Entrenamiento Neuromuscular + Fuerza

Entrenamiento neuromuscular + Yoga: Entrenamiento Neuromuscular + Yoga

Pilates: Pilates

Yoga: Yoga

Los datos sugieren que el entrenamiento neuromuscular y los enfoques combinados (neuromuscular + otros) producen las mejoras más significativas en la reducción del dolor y la capacidad funcional. Si bien otros métodos como la educación y el ejercicio general muestran algún beneficio, su impacto es menos pronunciado. Esto resalta la importancia del entrenamiento dirigido para el manejo efectivo del dolor de espalda.

Diseño ergonómico del lugar de trabajo

Un diseño ergonómico del lugar de trabajo contribuye significativamente a la prevención y alivio del dolor de espalda. Su objetivo es minimizar la carga sobre el cuerpo durante el trabajo y así reducir la aparición de molestias. Un aspecto central es la adaptación del lugar de trabajo a las medidas corporales individuales. La altura del escritorio y de la silla debe elegirse de manera que los pies estén planos sobre el suelo y los muslos estén paralelos al suelo. La altura de la mesa debe ajustarse para que los antebrazos estén en posición horizontal al teclear y los codos estén doblados en un ángulo de 90 grados. Un escritorio demasiado bajo a menudo conduce a una postura encorvada hacia adelante, lo que sobrecarga los músculos de la espalda. Por otro lado, un escritorio demasiado alto puede causar tensiones en la zona de los hombros y el cuello. La correcta posición del monitor también es importante. La pantalla debe colocarse de manera que la vista esté ligeramente dirigida hacia abajo y el borde superior de la pantalla esté aproximadamente a la altura de los ojos. Esto alivia los músculos del cuello y previene dolores de cabeza. [s36] También el uso de

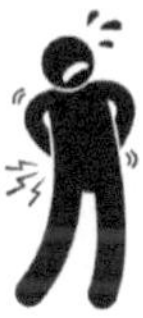

herramientas ergonómicas como un ratón vertical o un teclado dividido puede reducir la carga sobre las muñecas y así minimizar el riesgo de un síndrome del túnel carpiano. [s37] A través de la adaptación del lugar de trabajo y la integración de principios ergonómicos, se pueden prevenir eficazmente las molestias y mejorar el rendimiento laboral. Pausas regulares y breves sesiones de movimiento, como ejercicios de estiramiento o una corta caminata, complementan el diseño ergonómico del lugar de trabajo y fomentan la circulación y el metabolismo muscular. Una postura de asiento dinámica, en la que se cambia regularmente la posición de sentado, también alivia la columna vertebral y previene tensiones. Por ejemplo, un balón de gimnasia puede utilizarse temporalmente como alternativa a la silla de oficina para activar los músculos del tronco y entrenar el equilibrio.

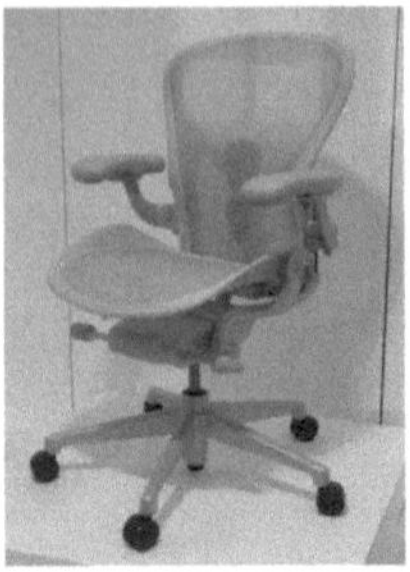

Silla de oficina ergonómica [i5]

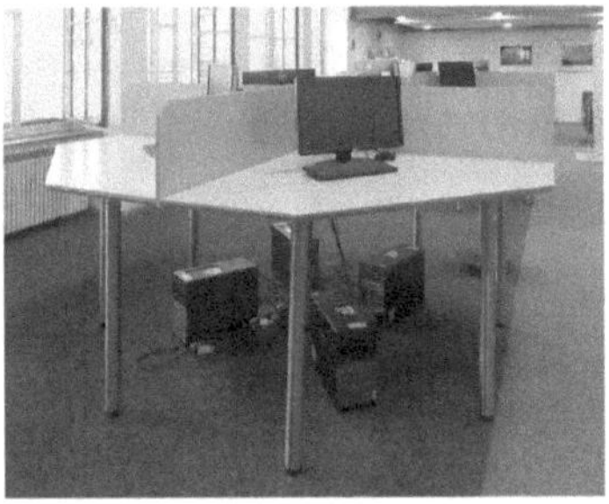

Escritorio ergonómico [i6]

Bueno saber

Balón de gimnasia

Sentarse de manera dinámica sobre un balón de gimnasia fortalece los músculos del tronco, lo que mejora la estabilidad de la columna vertebral y puede prevenir el dolor de espalda.

Síndrome del túnel carpiano

El síndrome del túnel carpiano es una afección de la muñeca causada por la presión sobre el nervio mediano, que puede provocar dolor y entumecimiento en la mano y los dedos. Un diseño ergonómico del lugar de trabajo puede ayudar a reducir el riesgo de síndrome del túnel carpiano.

Factores Ergonómicos que Contribuyen al Dolor de Espalda

Distribución de los factores de riesgo ergonómicos para el dolor de espalda.

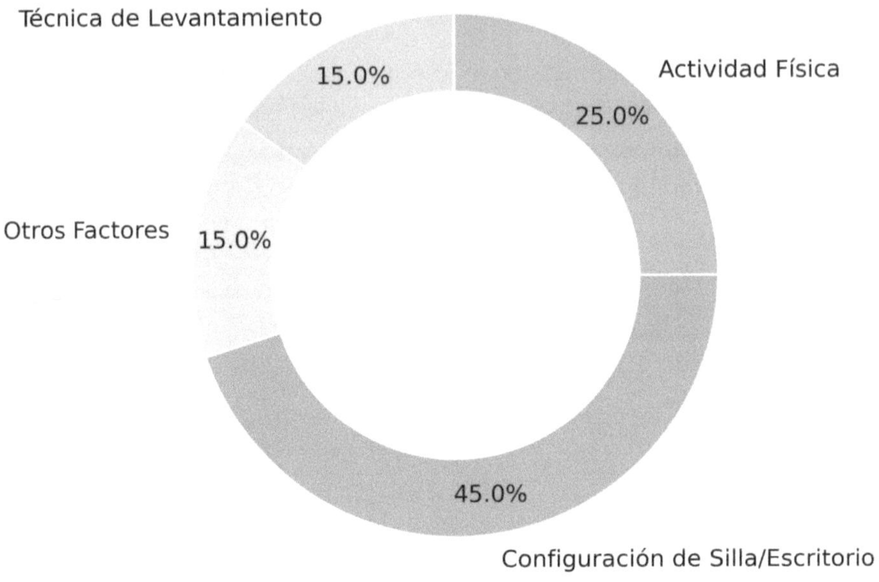

ACF: Actividad Física

OTF: Otros Factores

CSE: Configuración de Silla/Escritorio

TLE: Técnica de Levantamiento

El gráfico destaca que la configuración de la silla/escritorio es el factor que más contribuye al dolor de espalda, lo que enfatiza la importancia de una ergonomía adecuada en el lugar de trabajo. Si bien la actividad física y la técnica de levantamiento juegan un papel, abordar el problema principal de la configuración del lugar de trabajo puede reducir sustancialmente el riesgo de dolor de espalda. Dar prioridad a los ajustes de la silla, la altura del escritorio y la ubicación del monitor puede conducir a mejoras significativas en la salud general de la espalda.

Secuencias de movimiento en la vida cotidiana

Los movimientos cotidianos, debido a su ejecución generalmente inconsciente, presentan un potencial de optimización en términos de prevención de lesiones y aumento de la eficiencia. [s38] La correcta alineación del cuerpo, en particular los correctos ángulos articulares, influye significativamente en la calidad de la ejecución del movimiento y previene dolores y limitaciones en el movimiento. [s38] Por ejemplo, al levantar un objeto pesado, si las rodillas no se flexionan y la espalda se mantiene recta, esto resulta en una fuerte carga sobre la lendenwirbelsaeule. En su lugar, flexione las rodillas, mantenga la espalda recta y contraiga los músculos abdominales para distribuir la carga de manera uniforme y proteger la espalda. La integración de la musculatura central juega un papel crucial en la transferencia de fuerza entre la parte superior e inferior del cuerpo. [s39] Una musculatura del tronco fuerte estabiliza la columna vertebral durante movimientos cotidianos como caminar, agacharse o levantar. [s39] Ejercicios específicos que fomentan tanto la estabilización local como la movilización global de la musculatura mejoran la estabilidad central. [s39] Un entrenamiento progresivo, comenzando con ejercicios simples para activar los músculos locales, finalmente conduce a secuencias de movimiento dinámicas y relevantes para la vida cotidiana. [s39] Al comprender y aplicar estos principios, los movimientos cotidianos pueden realizarse de manera más eficiente y suave. Especialistas ofrecen ejercicios específicos para mejorar la flexibilidad y el rango de movimiento, lo que puede prevenir dolores y problemas músculo-esqueléticos. [s38] Un mayor rango de movimiento en articulaciones como la cadera y los hombros facilita movimientos cotidianos como ponerse los zapatos o alcanzar objetos en estantes altos.

Bueno saber

Entrenamiento progresivo

El entrenamiento progresivo significa aumentar gradualmente la intensidad y el nivel de dificultad del entrenamiento para desafiar continuamente los músculos y el sistema nervioso, logrando así avances. Esto es importante para evitar sobrecargas y lesiones.

Estabilización local

La estabilización local se refiere a la capacidad de los músculos para estabilizar la columna vertebral en su entorno inmediato. Esto es importante para proteger las vértebras de movimientos y cargas excesivas.

Movilización global

La movilización global se refiere a la capacidad de realizar movimientos más grandes del cuerpo que involucran múltiples articulaciones y grupos musculares. Una buena movilización global es importante para la movilidad y funcionalidad general.

Músculo-esquelético

Se refiere a los músculos y huesos, es decir, al sistema esquelético y su interacción. Los problemas músculo-esqueléticos pueden causar dolores y limitaciones en el movimiento.

Carga espinal durante las actividades diarias

Comparación de la carga espinal durante varias actividades comunes.

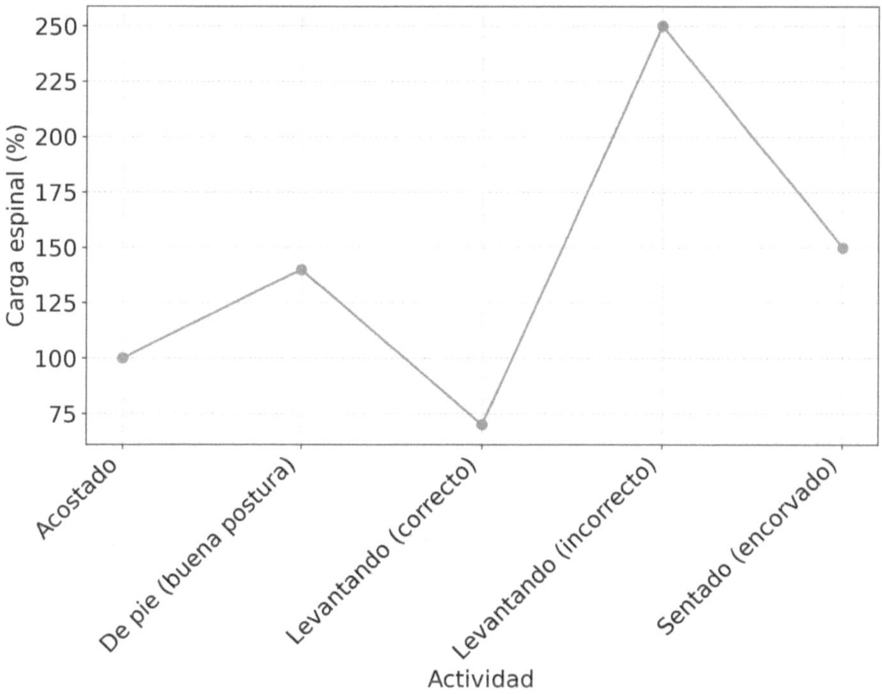

Este gráfico destaca la variación significativa en la carga espinal a través de diferentes actividades diarias. Sentarse encorvado ejerce una tensión considerablemente mayor en la columna que estar de pie con una buena postura. Mientras que levantar un objeto pesado incorrectamente aumenta drásticamente la carga espinal, el uso de técnicas de levantamiento adecuadas reduce significativamente la tensión. Esto enfatiza la importancia de mantener una buena postura y emplear una mecánica corporal adecuada durante las actividades diarias para minimizar el riesgo de dolor de espalda.

Consejos concretos

- Conecte los caminos cotidianos con breves secuencias de movimiento, como subir escaleras en lugar de usar el ascensor.
- Aproveche los tiempos de espera para entrenar su percepción corporal, cambiando conscientemente la posición de sus pies y sintiendo el cambio de peso.
- Integre "micro-movimientos" en su vida diaria, como al hablar por teléfono de pie, trasladando el peso de una pierna a la otra.
- Experimente con diferentes superficies al caminar descalzo para fortalecer la musculatura de sus pies y, por ende, su postura.
- Equilibre su cuerpo al caminar sobre terrenos irregulares, como en el bosque o el parque, para entrenar su musculatura profunda.
- Al hacer la compra, lleve su cesta alternando entre la mano derecha e izquierda para asegurar una carga equilibrada.
- Siéntese en el suelo mientras ve la televisión o lee, y varíe su posición para fomentar su flexibilidad.
- Utilice el respaldo de su silla solo para un alivio temporal y mantenga una postura activa y erguida.
- Póngase sobre una pequeña elevación al cocinar o planchar para variar la carga en sus músculos de las piernas.
- Al levantar objetos pesados, exhale conscientemente para activar su musculatura del tronco y proteger su espalda.
- Explore su entorno caminando conscientemente con diferentes longitudes y velocidades de paso.
- Cambie su dirección de movimiento habitual, por ejemplo, caminando hacia atrás o de lado.
- Juegue con sus hijos a juegos de movimiento que fomenten su coordinación y equilibrio.

2. 2 Fortalecimiento Físico

El dolor de espalda afecta la calidad de vida y limita la libertad de movimiento. El fortalecimiento físico es un componente central de la prevención y el tratamiento de las molestias lumbares y el dolor de espalda. Influye en la fuerza muscular, la movilidad y la postura corporal, factores decisivos para una espalda sana. Diferentes enfoques de entrenamiento y la correcta ejecución de los ejercicios juegan un papel importante. Además de la elección del método, la integración a largo plazo en la vida cotidiana es crucial para el éxito. La motivación, el establecimiento de objetivos realistas y la adaptación individual del plan de entrenamiento son, por lo tanto, tan importantes como los propios ejercicios. Siga leyendo y descubra cómo puede mejorar la salud de su espalda y prevenir el dolor a través del fortalecimiento físico específico.

La clave para un entrenamiento exitoso contra el dolor de espalda radica en la adaptación individual y la motivación a largo plazo a través de objetivos realistas y una ejecución continua.

Entrenamientos para la espalda

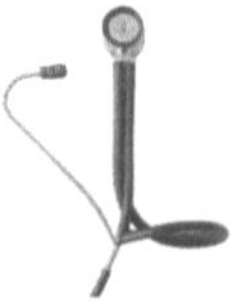

Los entrenamientos para la espalda tienen como objetivo fortalecer la musculatura de la espalda, mejorar la movilidad y reducir el dolor. Diferentes enfoques como ejercicios de control motor, Pilates, entrenamiento de resistencia, ejercicios tradicionales chinos y yoga muestran efectos positivos sobre el dolor y las limitaciones funcionales, con evidencia que varía de baja a moderada [s40]. También métodos como el método McKenzie o la Rehabilitación Postural Global (GPR) pueden, según estudios, aliviar el dolor y mejorar la calidad de vida [s41]. No hay un método claramente superior. Más bien, depende de la situación individual y de las preferencias personales. Por ejemplo, quienes padecen dolor de espalda crónico y desean mejorar su postura corporal podrían beneficiarse de Pilates, ya que este método enfatiza el fortalecimiento de la musculatura del tronco y el control de la postura corporal [s41]. Un factor decisivo para el éxito es la adhesión, es decir, la realización regular de los ejercicios. El entrenamiento supervisado, ya sea en grupo o con un terapeuta, es más efectivo que el entrenamiento no supervisado para aumentar la frecuencia de entrenamiento [s42]. La combinación de sesiones supervisadas y un programa de entrenamiento en casa puede aumentar la actividad total [s42]. Para mantener la motivación y realizar los ejercicios correctamente, materiales de apoyo como videos pueden ser útiles [s42]. También es importante la individualización del plan de entrenamiento. Un programa demasiado largo o inadecuado puede disminuir la motivación. La duración y el tipo de ejercicios deben adaptarse a las necesidades y posibilidades individuales [s43]. Un equipo multidisciplinario, compuesto por médicos, fisioterapeutas y, si es necesario, psicólogos, puede ayudar en la elaboración de un plan de entrenamiento individual y aumentar la adhesión [s43]. La participación activa del paciente en la planificación

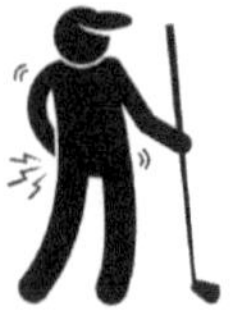

y el establecimiento de objetivos realistas también contribuyen a la motivación a largo plazo [s43].

Bueno saber

Adhesión

La adhesión describe cuán consistentemente se lleva a cabo un programa de entrenamiento. Una alta adhesión es importante para el éxito de la terapia.

Ejercicios de control motor

Los ejercicios de control motor mejoran la coordinación y la interacción de los músculos, lo que promueve la estabilidad de la columna vertebral y puede prevenir el dolor de espalda.

Ejercicios tradicionales chinos

Los ejercicios tradicionales chinos como Tai Chi o Qigong fomentan la movilidad, fortalecen la musculatura y pueden contrarrestar el dolor de espalda mediante la mejora de la percepción corporal.

Rehabilitación Postural Global (GPR)

La Rehabilitación Postural Global (GPR) se centra en la corrección de posturas incorrectas y desequilibrios musculares para tratar el dolor de espalda y mejorar la postura corporal.

Efectividad de los ejercicios de espalda

Eficacia de los ejercicios para el dolor de espalda

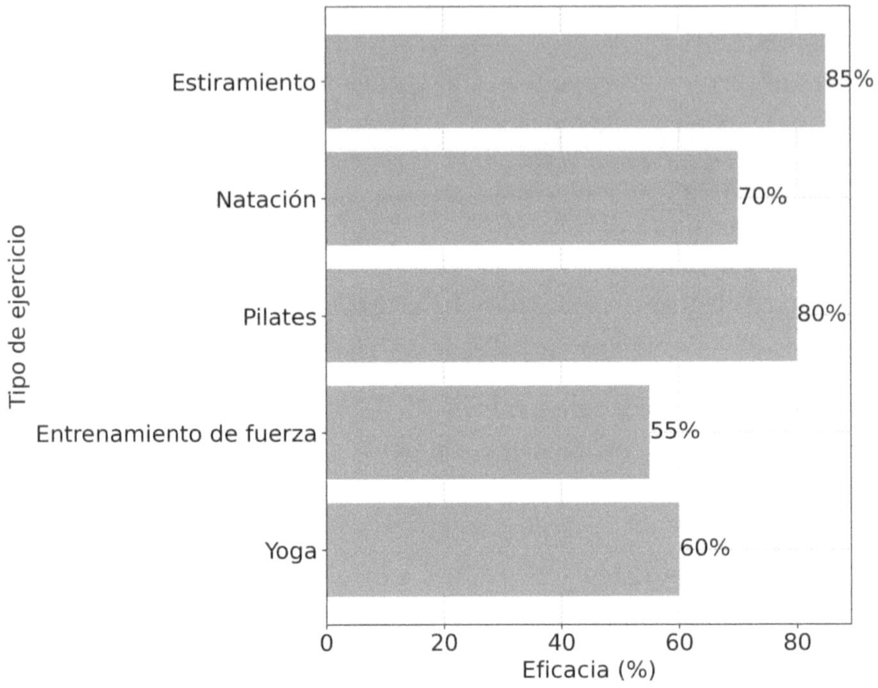

ENT: Entrenamiento de fuerza
EST: Estiramiento
NAT: Natación
PIL: Pilates
YOG: Yoga

El yoga y el pilates muestran la mayor eficacia para aliviar el dolor de espalda, seguidos del entrenamiento de fuerza. Los estiramientos y la natación también son útiles, pero menos eficaces en comparación con los 3 primeros. Los datos sugieren que los ejercicios específicos como el yoga y el pilates son especialmente beneficiosos para la salud de la espalda.

Desarrollo muscular específico

El desarrollo muscular específico para la espalda requiere más que solo un fortalecimiento general. Se trata de fortalecer selectivamente ciertos grupos musculares que son cruciales para la estabilidad y función de la columna vertebral. Esto no solo mejora la fuerza, sino también la postura corporal y reduce el riesgo de dolor de espalda. Por lo tanto, un plan de entrenamiento debe considerar tanto la musculatura superficial de la espalda, responsable del movimiento, como la musculatura profunda, que estabiliza la columna vertebral. Esta última juega un papel especialmente importante en el control de los movimientos y en la prevención de sobrecargas. El yoga puede contribuir de manera valiosa aquí, promoviendo la fuerza muscular y la flexibilidad [s44]. Los ejercicios abordan específicamente diferentes grupos musculares y mejoran simultáneamente la movilidad de las articulaciones, lo que influye positivamente en la salud de la columna vertebral [s44]. Para beneficiarse a largo plazo de los efectos positivos del desarrollo muscular, es esencial realizar los ejercicios de manera continua. Los programas de autogestión, basados en principios cognitivos y conductuales, pueden fomentar la regularidad del entrenamiento [s45]. Un plan estructurado con objetivos claramente definidos y expectativas realistas aumenta la motivación y facilita la integración del entrenamiento en la vida cotidiana. Comparado con un plan de alimentación adaptado individualmente, que cambia los hábitos alimenticios a largo plazo, un plan de entrenamiento personal conduce a cambios de comportamiento duraderos en relación con la actividad física. Estrategias educativas y de comportamiento simples, como llevar un diario de entrenamiento o buscar compañeros de entrenamiento, pueden apoyar adicionalmente la implementación del plan de entrenamiento [s45].

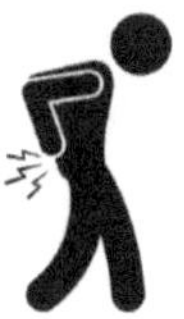

Bueno saber

Yoga

Los ejercicios de yoga pueden fortalecer la musculatura de la espalda y mejorar la flexibilidad, lo que puede contribuir a una mejor postura y alivio del dolor.

Musculatura profunda

La musculatura profunda de la espalda estabiliza la columna vertebral. El entrenamiento específico de estos músculos mejora la estabilidad y protege contra lesiones.

Musculatura superficial de la espalda

La musculatura superficial de la espalda es responsable de los movimientos de la espalda. Fortalecer esta musculatura puede mejorar el control del movimiento y prevenir el dolor de espalda.

Programas de autogestión

Los programas de autogestión, basados en principios cognitivos y conductuales, pueden ayudar a las personas a alcanzar sus objetivos de entrenamiento y manejar el dolor de espalda, aumentando la autoeficacia y la motivación.

Desarrollo muscular para el dolor de espalda

Intensidad y duración del entrenamiento frente a la eficacia para reducir el dolor de espalda.

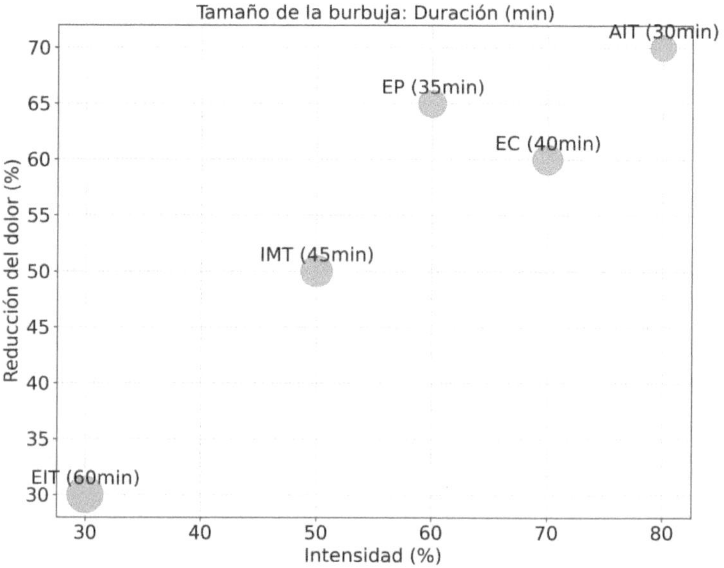

Blasengröße: Duración (min)

AIT: Entrenamiento de alta intensidad

EIT: Entrenamiento de baja intensidad

IMT: Entrenamiento de intensidad moderada

EC: Entrenamiento en circuito

EP: Entrenamiento con pesas

El entrenamiento de mayor intensidad, incluso durante períodos más cortos, parece ser más eficaz para reducir el dolor de espalda que las sesiones más largas de baja intensidad. El entrenamiento de intensidad moderada muestra un equilibrio entre la inversión de tiempo y la eficacia. Centrarse en la forma correcta y la sobrecarga progresiva es crucial, independientemente de la intensidad.

Ejercicios de estiramiento

Los ejercicios de estiramiento no solo sirven para aumentar la flexibilidad, sino también para aliviar el dolor en la espalda, especialmente en los hombros, la parte media y baja de la espalda [s46]. Fomentan la movilidad y fortalecen la musculatura, lo que contrarresta los desequilibrios posturales [s46]. Como parte de un programa de ejercicios integral, los ejercicios de estiramiento pueden integrarse ya en la primera semana, antes de centrarse en la corrección de malas posturas en las semanas siguientes [s46]. Además de los beneficios físicos, los ejercicios de estiramiento también juegan un papel importante en la terapia cognitiva conductual para el dolor de espalda. Transmiten a los pacientes la seguridad del movimiento y fomentan la aceptación de la espalda como resistente [s47]. Un entorno de apoyo al realizar los ejercicios refuerza este mensaje y anima a realizar actividades normales [s47]. Los ejercicios en sí se adaptan individualmente para apoyar de la mejor manera la movilidad y el uso de la espalda [s47]. Aunque el tipo específico de ejercicios de estiramiento no tiene un impacto significativo en el cumplimiento del programa de entrenamiento en general [s48], su integración en un programa integral para fomentar la actividad física y aliviar el dolor es sensata [s48]. Al igual que en la "Actividad Gradual", una estrategia de comportamiento para aumentar gradualmente la carga y superar las limitaciones de movimiento [s49], los ejercicios de estiramiento también se adaptan a las necesidades individuales y a la percepción del dolor. Un paciente con dolor en la parte baja de la espalda podría comenzar con suaves ejercicios de estiramiento de la parte posterior de las piernas y aumentar gradualmente la intensidad y el rango de movimiento para mejorar la movilidad en la parte baja de la espalda. Este enfoque fomenta la confianza del paciente en su propia resistencia y reduce el miedo al movimiento [s49].

Bueno saber

Actividad Gradual

La actividad gradual es un método en el que la actividad física se incrementa gradualmente para mejorar la resistencia y reducir el dolor. Ayuda a superar el miedo al movimiento y a fortalecer la confianza en el propio cuerpo.

Desequilibrios Posturales

Los desequilibrios posturales pueden llevar a una carga desigual de la columna vertebral y de la musculatura circundante, lo que puede causar dolor de espalda. Un entrenamiento específico ayuda a compensar estos desequilibrios.

Flexibilidad

La flexibilidad juega un papel crucial en la prevención del dolor de espalda, ya que mantiene las articulaciones y los músculos flexibles, minimizando así el riesgo de lesiones.

Terapia Cognitiva Conductual

La terapia cognitiva conductual puede ayudar con el dolor de espalda al identificar y cambiar patrones de pensamiento y comportamientos negativos que agravan el dolor. Fomenta la autoeficacia y el manejo activo del dolor.

Áreas de enfoque para los estiramientos para aliviar el dolor de espalda

Distribución de los tipos de estiramiento recomendados para aliviar el dolor de espalda.

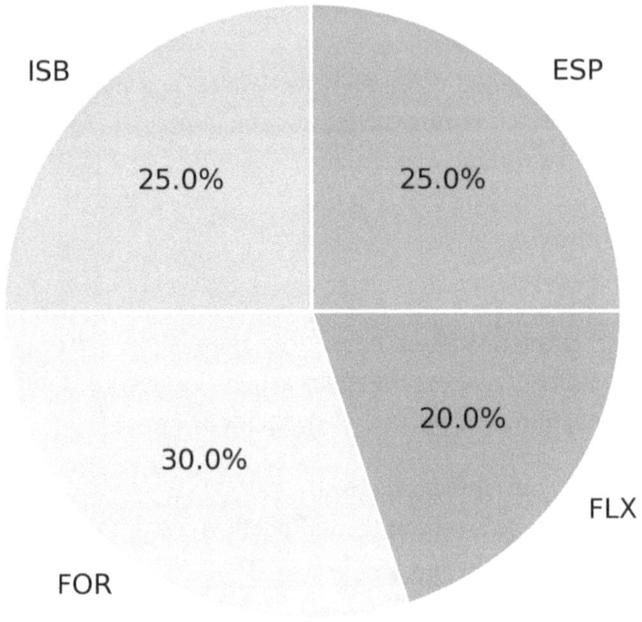

ESP: Extensores de espalda

FLX: Flexores de cadera

FOR: Fortalecimiento del tronco

ISB: Isquiotibiales

El gráfico destaca la importancia de un enfoque equilibrado del estiramiento para el dolor de espalda. Si bien la flexibilidad de los isquiotibiales es crucial, abordar los flexores de la cadera, los extensores de la espalda y la fuerza del tronco es igualmente vital para la salud general de la espalda y la reducción del dolor. Esta distribución enfatiza un enfoque holístico en lugar de centrarse únicamente en un área.

Consejos concretos

- "Conecte su música favorita con un breve y dinámico programa de ejercicios y entrene sus músculos de manera lúdica.
- Aproveche la fuerza de la naturaleza: realice sus ejercicios al aire libre para revitalizar sus sentidos y recargar energía fresca.
- Aumente su motivación con pequeñas recompensas por las sesiones de entrenamiento realizadas regularmente. Regálese, por ejemplo, un baño relajante o un buen libro.
- Integre breves y intensas sesiones de ejercicio en sus pausas para ver televisión, para activar

2. 3 Estilo de Vida Saludable

"El dolor de espalda afecta significativamente la calidad de vida. Un estilo de vida saludable juega un papel crucial en la prevención y alivio. El sobrepeso, la alimentación desequilibrada y la falta de ejercicio sobrecarg

Un estilo de vida saludable con una alimentación equilibrada, ejercicio regular y suficiente sueño es esencial para la salud de la espalda y puede prevenir el dolor de espalda.

Aspectos nutricionales

La alimentación influye en nuestra salud y bienestar, incluso en el contexto del dolor de espalda. Una dieta desequilibrada, como la que se observa en áreas urbanas con el consumo frecuente de comida rápida y alimentos procesados, puede llevar a la obesidad y problemas cardiovasculares [s50]. La obesidad, a su vez, ejerce una carga adicional sobre la columna vertebral y puede intensificar el dolor de espalda. Un índice de masa corporal elevado (IMC) puede ser un indicador de un estilo de vida poco saludable [s50]. Para contrarrestar esto, se debe prestar atención a una dieta rica en nutrientes y baja en grasas, que sea abundante en vitaminas y fibra [s51]. Las frutas y verduras frescas, los productos integrales, la carne magra, el pescado, las aves de corral y los productos lácteos bajos en grasa deberían constituir la base de la alimentación [s51] [s52]. Como muestra un estudio reciente, incluso pequeños cambios, como aumentar el consumo de pescado o verduras de hoja, pueden tener efectos positivos en la salud [s52]. Las inflamaciones en el cuerpo también pueden favorecer el dolor de espalda [s53]. Una dieta saludable puede ayudar a reducir estas inflamaciones [s53]. La dieta mediterránea, rica en frutas frescas, verduras, productos integrales y grasas saludables, tiene un efecto positivo en la salud y puede incluso reducir el riesgo de muerte súbita cardíaca [s52]. De manera similar, la dieta DASH, que se basa en una alimentación baja en sal y reduce la presión arterial, disminuye el riesgo de diabetes tipo 2 y enfermedades cardíacas [s52]. Una combinación de ambas, la dieta MIND, se centra específicamente en la salud cognitiva [s52]. Además de la alimentación, el ejercicio regular es importante. Con solo 150 minutos a la semana se promueve la salud general y se tiene un efecto positivo en la función cerebral [s51]. El ejercicio también mejora la flexibilidad, la fuerza muscular y la resistencia, lo que puede contribuir a la reducción del dolor [s53]. Aunque la investigación sobre la alimentación y el dolor crónico aún requiere más estudios, los primeros resultados sugieren que un cambio en la dieta, ya sea una modificación en la alimentación general o la ingesta específica de ciertos nutrientes, puede reducir la intensidad del dolor [s54]. Por ejemplo, ciertos ácidos grasos en estudios preclínicos mostraron una mejora en el dolor inflamatorio [s54].

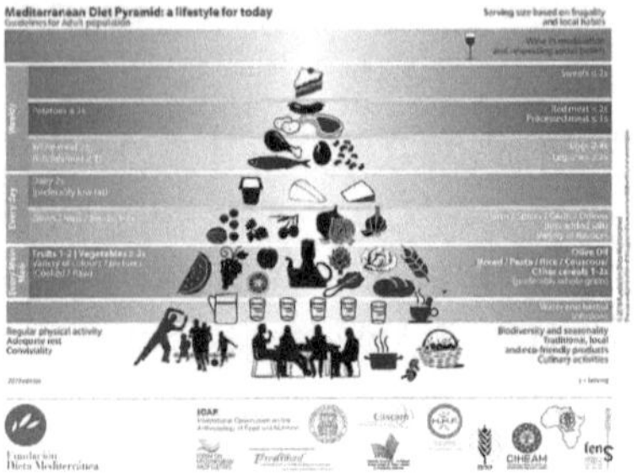

Dieta mediterránea [i7]

Bueno saber

Dieta DASH

La dieta DASH (Dietary Approaches to Stop Hypertension) fue desarrollada para reducir la hipertensión. Es rica en frutas, verduras, productos integrales y productos lácteos bajos en grasa, y baja en sodio, ácidos grasos saturados y azúcares. Una presión arterial saludable puede contribuir indirectamente a reducir el dolor de espalda al disminuir la carga sobre el sistema cardiovascular.

Dieta mediterránea

Esta forma de alimentación se caracteriza por un alto contenido de frutas, verduras, legumbres, productos integrales, nueces, aceite de oliva y pescado. Es rica en antioxidantes y nutrientes antiinflamatorios que pueden ayudar a aliviar el dolor de espalda y promover la salud general.

Dieta MIND

La dieta MIND (Mediterranean-DASH Intervention for Neurodegenerative Delay) combina elementos de la dieta mediterránea y la dieta DASH. Se centra en alimentos que promueven la salud cognitiva. Indirectamente, una función cognitiva mejorada puede ayudar a manejar mejor el dolor crónico, como el dolor de espalda.

Nutrientes clave para la salud de la espalda

Distribución de la ingesta de nutrientes para la salud de la espalda.

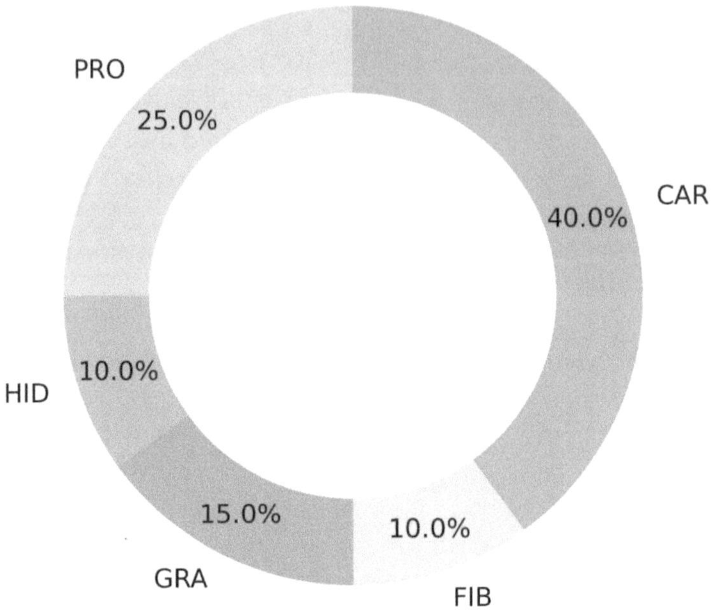

CAR: Carbohidratos complejos (40%)

FIB: Fibra (10%)

GRA: Grasas saludables (15%)

HID: Hidratación (10%)

PRO: Proteínas (25%)

Este gráfico destaca la importancia de una ingesta nutricional equilibrada para apoyar la salud de la espalda. Mientras que las proteínas son cruciales para la reparación y el crecimiento muscular, los carbohidratos complejos proporcionan energía sostenida y las grasas saludables contribuyen a la función celular y reducen la inflamación. La ingesta suficiente de fibra apoya la salud digestiva, lo que influye indirectamente en la salud de la espalda al prevenir la tensión del estreñimiento. La hidratación adecuada está representada por su porción significativa, lo que subraya su papel vital en el transporte de nutrientes, la hidratación del disco y la función corporal general, todo crucial para una espalda sana.

Técnicas de relajación

Las técnicas de relajación ofrecen diversas posibilidades para relajar los músculos relevantes en caso de dolor de espalda y reducir el estrés, que puede intensificar el dolor. El entrenamiento regular de los músculos de la espalda mejora la función de soporte y, por lo tanto, previene el dolor [s55]. Además, los métodos de relajación específicos pueden relajar aún más la musculatura y aumentar el bienestar general. Los procedimientos probados incluyen, por ejemplo, relajación muscular progresiva, entrenamiento autógeno y yoga. En la relajación muscular progresiva, se tensan y relajan secuencialmente grupos musculares individuales, logrando así un estado de profunda relajación. El entrenamiento autógeno utiliza frases formuladas que el paciente se repite a sí mismo para influir positivamente en funciones corporales como la respiración, el ritmo cardíaco y la tensión muscular. El yoga, por su parte, combina ejercicios físicos con técnicas de respiración y meditación. A través de la práctica regular de estas técnicas, aproximadamente 15 minutos al día, se pueden liberar tensiones, reducir el estrés y, por lo tanto, aliviar el dolor de espalda. Por ejemplo, se puede integrar la relajación muscular progresiva en la vida diaria, tensando conscientemente partes musculares individuales, como los hombros o el cuello, durante algunos segundos mientras se está sentado o acostado, y luego relajándolas.

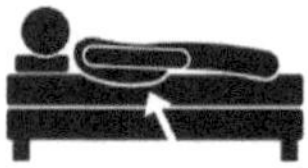

Bueno saber

Entrenamiento autógeno

El entrenamiento autógeno es un método de auto-influencia en el que se generan calma y relajación en el cuerpo a través de frases formuladas. Influye en el sistema nervioso vegetativo y puede ayudar a liberar tensiones musculares en la espalda y reducir el dolor.

Relajación muscular progresiva

En la relajación muscular progresiva, se tensan y relajan secuencialmente diferentes grupos musculares. Esta técnica ayuda a percibir el cuerpo de manera más consciente y a liberar tensiones que pueden contribuir al dolor de espalda. Al tensar y relajar, los músculos se vascularizan mejor y se puede mejorar la movilidad.

Técnicas de relajación

Las técnicas de relajación como la meditación, los ejercicios de respiración o el entrenamiento autógeno pueden ayudar a reducir el estrés y relajar la musculatura, lo que a su vez puede aliviar el dolor de espalda. Fomentan la circulación sanguínea y reducen la liberación de hormonas del estrés que pueden intensificar el dolor.

Efectividad de las Técnicas de Relajación para el Dolor de Espalda

Comparación de la reducción del dolor (escala 0-10)

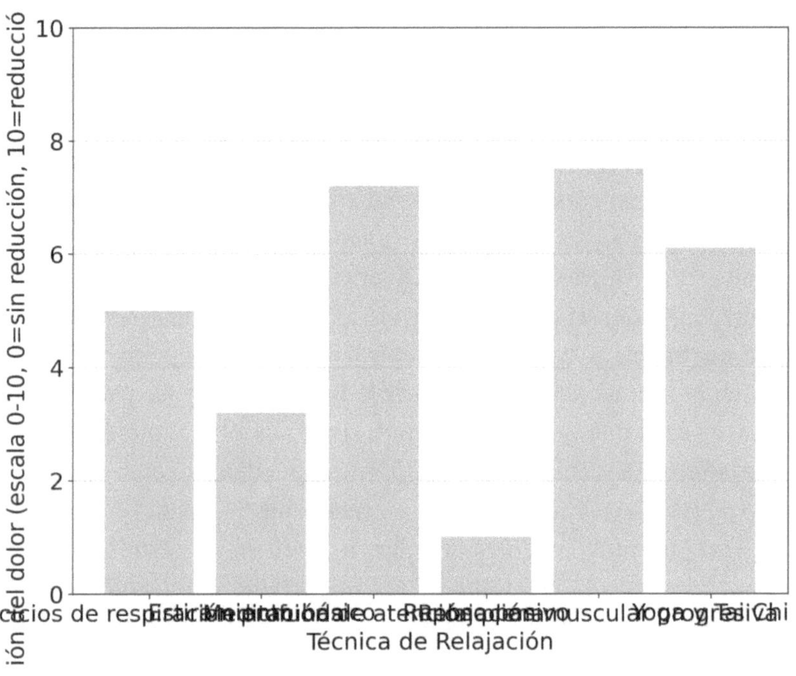

EB: Estiramiento básico

MAP: Meditación de atención plena

RP: Reposo pasivo

EDP: Ejercicios de respiración profunda

RMP: Relajación muscular progresiva

YT: Yoga y Tai Chi

La relajación muscular progresiva y la meditación de atención plena muestran la reducción del dolor más significativa, lo que sugiere que pueden ser particularmente efectivas para controlar el dolor de espalda. Los ejercicios de respiración profunda también ofrecen un alivio moderado, mientras que el estiramiento básico demuestra un impacto menor. El cambio mínimo observado con el reposo pasivo destaca la importancia de las estrategias activas en el manejo del dolor.

Optimización del sueño

El sueño es esencial para la regeneración del cuerpo y, por ende, para la salud de la espalda [s56]. Dormir lo suficiente – de siete a nueve horas por noche [s57] – promueve la recuperación física y reduce la inflamación, que puede contribuir al dolor de espalda [s56]. Además de la duración del sueño, la calidad del sueño es crucial. Un ritmo de sueño constante, es decir, acostarse y levantarse a la misma hora cada día, incluso los fines de semana, favorece un sueño reparador [s58] [s56]. Quienes padecen trastornos del sueño como insomnio o apnea del sueño deben buscar consejo médico, ya que estos pueden afectar significativamente la calidad del sueño [s56]. Diversas medidas contribuyen a la optimización del sueño. La actividad física regular – como caminar, andar en bicicleta o nadar – mejora el sueño, pero no debe realizarse justo antes de acostarse [s58] [s56]. La nicotina y la cafeína tienen un efecto estimulante y deben evitarse [s58] [s59]. También el alcohol y las comidas pesadas antes de dormir pueden afectar la calidad del sueño [s58]. Técnicas de relajación como meditation o autogenes_training pueden ayudar a reducir el estrés y, por ende, mejorar el sueño [s59]. Otro factor importante es el entorno del sueño: un dormitorio oscuro, tranquilo y fresco contribuye a un sueño reparador [s59]. Para garantizar la tranquilidad nocturna, se pueden utilizar tapones para los oídos o instalar cortinas opacas.

Bueno saber

Apnea del sueño

La apnea del sueño provoca pausas en la respiración durante el sueño, lo que lleva a una falta de oxígeno que afecta los procesos de regeneración en el cuerpo y, por ende, en la espalda.

Regeneración

La regeneración durante el sueño es importante para la reparación de daños en los tejidos de la espalda y la restauración de la funcionalidad de los músculos.

Ritmo de sueño

Un ritmo de sueño constante estabiliza el equilibrio hormonal, que a su vez influye en la percepción del dolor y la regeneración muscular.

Calidad del sueño vs. Severidad del dolor de espalda

Correlación entre la calidad del sueño y la intensidad del dolor de espalda.

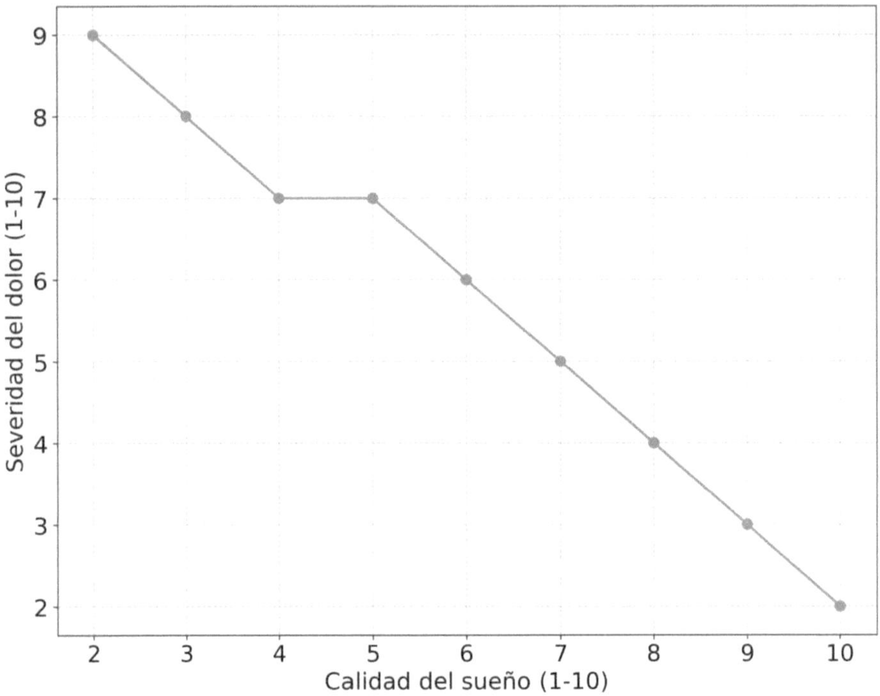

Los datos sugieren una correlación negativa entre la calidad del sueño y la severidad del dolor de espalda. Las personas que reportan puntuaciones más altas de calidad del sueño tienden a experimentar un dolor de espalda menos intenso. Esto resalta la importancia potencial de abordar los problemas del sueño en el manejo del dolor de espalda.

Consejos concretos

- Mejore su bienestar integrando cada día una nueva fruta o verdura en su dieta.
- Beba por la mañana un vaso de agua tibia con limón para estimular su metabolismo y hidratar su cuerpo.
- Mastique sus comidas de manera consciente y lenta para favorecer la digestión y alcanzar la sensación de saciedad más rápidamente.
- Prepare sus comidas usted mismo para mantener el control sobre los ingredientes y la preparación.
- Descubra el mundo de las hierbas y especias y utilícelas para realzar el sabor y la salud de sus platos.
- Planifique sus comidas con antelación para evitar compras impulsivas poco saludables.
- Establezca un jardín de hierbas en el balcón o en el alféizar de la ventana y utilice las hierbas frescas en sus comidas.
- Visite un mercado agrícola local y déjese inspirar por los productos de temporada.
- Tómese su tiempo para las comidas y disfrútelas en calma, sin distracciones.
- Comparta con amigos y familiares recetas saludables y consejos sobre nutrición.
- Recompénsese por sus logros en la adopción de un estilo de vida saludable, pero no con alimentos poco saludables.
- Incorpore grasas saludables, como aguacate o nueces, en su dieta.
- Experimente con diferentes métodos de preparación para hacer que los alimentos saludables sean sabrosos.

Revisión - 2. Medidas Preventivas

Prevenir eficazmente el dolor de espalda requiere una comprensión holística de los factores subyacentes y la disposición a trabajar activamente en su salud lumbar. No se trata solo de realizar ejercicios individuales, sino de ajustar su estilo de vida para que su espalda esté óptimamente apoyada y protegida. Comience con una evaluación crítica de sus rutinas diarias de movimiento. Al levantar objetos pesados, asegúrese de flexionar las rodillas y mantener la espalda recta. Distribuya el peso de manera uniforme y active su musculatura del tronco para estabilizar su columna vertebral. Integre el ejercicio regular en su vida diaria para fortalecer sus músculos y mantener su movilidad. Paseos cortos, ejercicios de estiramiento o subir escaleras pueden hacer una gran diferencia.

En el lugar de trabajo, la ergonomía juega un papel crucial. Organice su espacio de trabajo de manera que pueda mantener una postura erguida sin forzarse. Preste atención a la altura adecuada del escritorio y la silla, posicione su pantalla de manera ergonómica y utilice, si es necesario, herramientas como un teclado o ratón ergonómico. También son importantes las pausas de movimiento regulares para prevenir tensiones. Levántese cada 30-60 minutos, estírese o dé unos pasos. Asientos dinámicos como una pelota de gimnasia pueden activar su musculatura del tronco y mejorar su postura.

Además del ejercicio y la ergonomía, su alimentación también juega un papel importante en la salud de su espalda. Una dieta equilibrada rica en frutas, verduras, granos enteros y proteínas magras proporciona a su cuerpo los nutrientes necesarios para tener huesos y músculos fuertes. Evite los alimentos altamente procesados, las bebidas azucaradas y el consumo excesivo de alcohol. Asegúrese de mantenerse bien hidratado para proporcionar suficiente líquido a sus discos intervertebrales. Complementariamente, técnicas de relajación como la relajación muscular progresiva, el entrenamiento autógeno o la meditación pueden ayudarle a reducir el estrés y liberar tensiones musculares.

Finalmente, un sueño adecuado y reparador es esencial para la regeneración de su cuerpo. Cree un ambiente de sueño agradable asegurando oscuridad, tranquilidad y una temperatura confortable. Evite la cafeína y el alcohol antes de dormir y establezca un ritmo de sueño regular. La implementación de estas medidas puede parecer desafiante al principio, pero con paciencia y constancia, puede mejorar de manera sostenible su salud lumbar y prevenir el dolor de espalda. Invierta en su salud: ¡su espalda se lo agradecerá!

3. Métodos de Tratamiento Agudo

¿Qué hacer cuando la espalda de repente se niega a funcionar y cada movimiento se convierte en una tortura? Las primeras horas después de la aparición de un dolor agudo en la espalda son decisivas para el curso posterior de las molestias. Los conceptos de tratamiento modernos se basan en una combinación equilibrada de movimiento, alivio específico y medidas terapéuticas. La investigación científica de los últimos años ha revelado algunos hallazgos sorprendentes sobre la efectividad de diversas intervenciones. En este capítulo, descubrirá qué medidas inmediatas realmente ayudan y cómo sobrellevar de manera óptima la fase aguda.

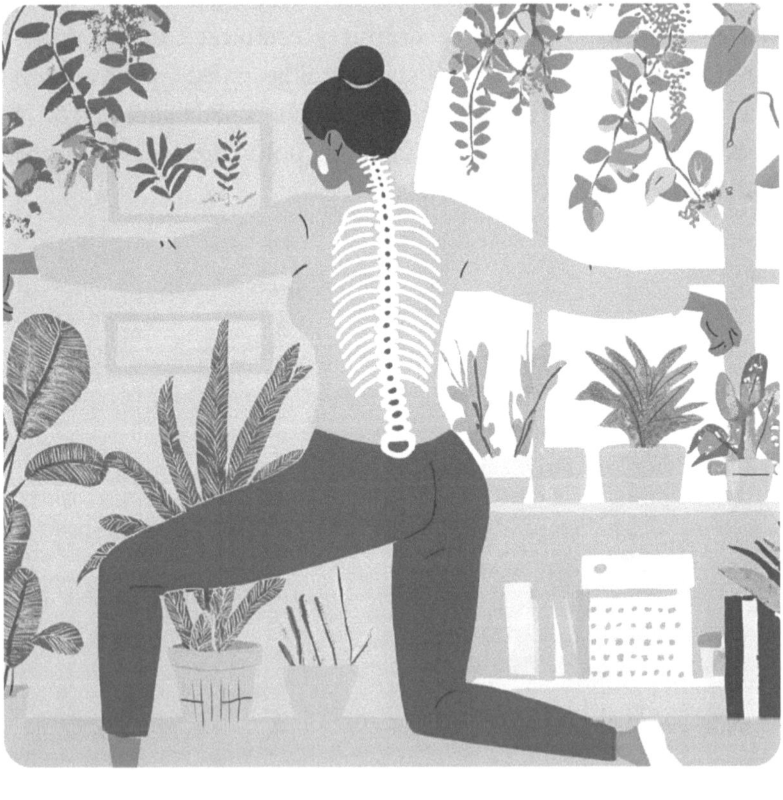

3. 1 Medidas inmediatas para el lumbago

El lumbago agudo, coloquialmente conocido como 'ciática', provoca un dolor de espalda repentino y intenso que puede afectar significativamente la vida diaria. La ayuda rápida es crucial para aliviar el dolor y restaurar la movilidad. Este apartado describe medidas efectivas para el tratamiento del lumbago agudo. El calor, las posiciones de alivio y los movimientos que reducen el dolor juegan un papel central en la terapia aguda. La correcta aplicación de estos métodos puede acelerar notablemente el proceso de curación y reducir la necesidad de medicamentos. Siga leyendo y descubra cómo puede aliviar sus molestias y apoyar activamente su recuperación con medios sencillos.

En caso de dolor de espalda agudo, el equilibrio adecuado entre el descanso, el calor y el movimiento es crucial para un alivio rápido.

Tratamiento térmico

El calor puede proporcionar alivio en el lumbago, conocido coloquialmente como ciática, al promover la circulación sanguínea y relajar los músculos tensos. [s60] La mejorada circulación en el área afectada transporta más oxígeno y nutrientes, lo que puede apoyar el proceso de curación. Al mismo tiempo, el cuerpo percibe el calor como agradable, lo que puede reducir la percepción del dolor. [s60] Estudios demuestran que el calor puede disminuir tanto la intensidad del dolor como la duración de las molestias en los dolores de espalda. [s60] Esto también puede reducir la necesidad de analgésicos, lo que a su vez minimiza el riesgo de efectos secundarios. El calor se puede aplicar de diversas maneras: compresas calientes o toallas sumergidas en agua tibia, que se colocan directamente sobre el área dolorida, ofrecen una terapia térmica localizada. Una ducha caliente o un baño tibio, en cambio, tienen un efecto más amplio y pueden contribuir adicionalmente a la relajación muscular. La temperatura debe ser agradablemente cálida, pero nunca demasiado caliente, para evitar quemaduras. En caso de dolores agudos acompañados de enrojecimiento, hinchazón o signos de inflamación, se debe evitar el calor inicialmente y buscar consejo médico. En tales casos, el frío, comparable al efecto de las compresas frías en lesiones deportivas, puede ser más adecuado en la fase aguda para inhibir la inflamación. La elección de la temperatura adecuada y la duración de la aplicación depende de las molestias individuales y de la sensibilidad personal. Comience con aplicaciones más cortas y aumente la duración lentamente para lograr el efecto óptimo y al mismo tiempo minimizar el riesgo de irritaciones en la piel.

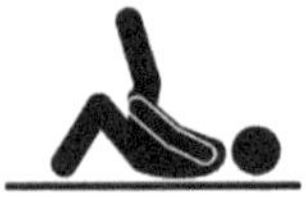

Efecto del calor en el lumbago

Eficacia de las aplicaciones de calor

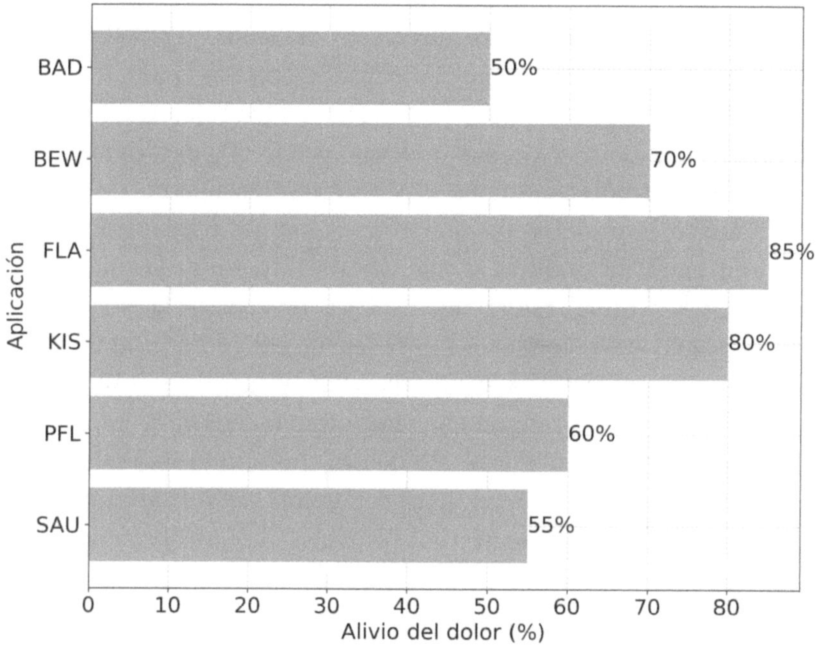

BAD: Baño caliente

BEW: Movimiento

FLA: Botella de agua caliente

KIS: Almohadilla térmica

PFL: Parche térmico

SAU: Sauna

La representación muestra la efectividad relativa de diferentes aplicaciones de calor para el lumbago. Las almohadillas y botellas térmicas ofrecen el mayor alivio del dolor, seguidas de los parches térmicos. Los baños y las saunas muestran un efecto menor, pero aún positivo. El movimiento, aunque no es una aplicación de calor directa, también logra un efecto positivo. Los datos sugieren que las aplicaciones de calor en general pueden contribuir al alivio del dolor lumbar.

Posiciones de alivio

Las posiciones de alivio pueden ayudar a aliviar el dolor y relajar la musculatura en el lumbago, también conocido como ciática. El objetivo es descomprimir la columna vertebral y calmar las raíces nerviosas afectadas. Diferentes posiciones son adecuadas para diferentes personas y niveles de dolor. Acostarse, por ejemplo, sobre la espalda con las piernas dobladas, puede reducir la presión sobre la lendenwirbelsaeule. Un cojín o una toalla enrollada debajo de las rodillas puede ayudar a mantener la curvatura natural de la columna y aliviar la musculatura de la espalda [s61]. También la posición de lado con las piernas ligeramente dobladas y un cojín entre las rodillas puede ser reconfortante, ya que apoya la columna en su forma natural en S. Otra opción es la posición boca abajo, que solo se recomienda si se siente sin dolor. Aquí se puede colocar un cojín plano debajo del abdomen y la pelvis para evitar una curvatura excesiva. Es importante encontrar la posición que brinde el mayor alivio individualmente. Evite en las primeras seis semanas después del inicio del dolor actividades que carguen fuertemente la espalda, como levantar objetos pesados o movimientos bruscos de torsión [s61]. Sin embargo, el movimiento es importante para el proceso de curación. Ejercicios suaves de estiramiento o caminatas pueden relajar la musculatura y promover la circulación. Consulte a un médico o fisioterapeuta si el dolor persiste o es intenso, quien puede recomendarle ejercicios individuales y otras opciones de tratamiento [s61]. La evaluación del dolor mediante escalas como la escala analógica visual (VAS) y pruebas funcionales, como el test de Schober, pueden objetivar el curso del tratamiento y verificar la efectividad de terapias como la acupuntura [s62].

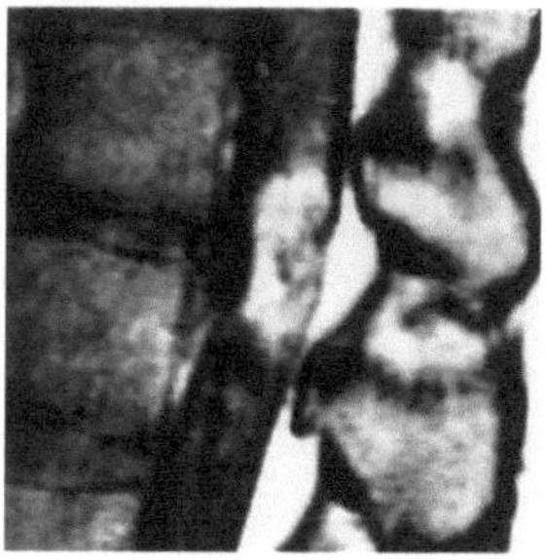

raíces nerviosas [i8]

Posiciones efectivas para el alivio de la lumbalgia

Distribución de posiciones efectivas para el alivio de la lumbalgia.

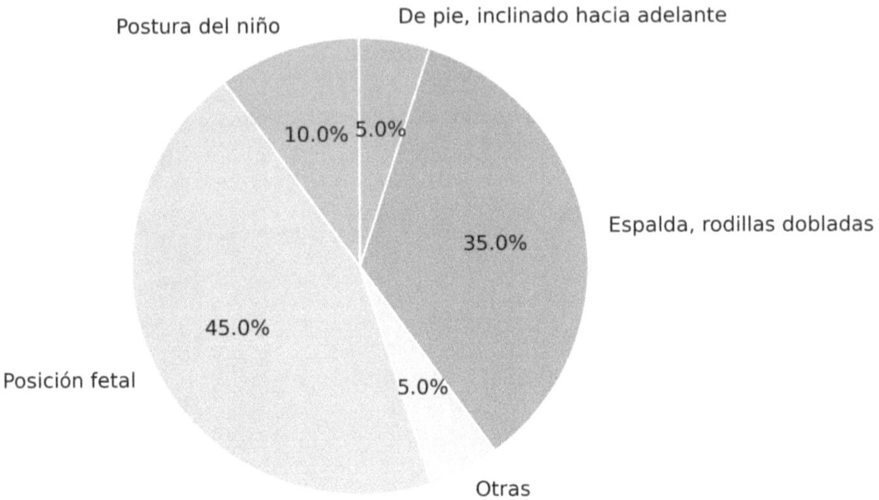

DPI: De pie, inclinado hacia adelante

EDP: Espalda, rodillas dobladas

OTR: Otras

PFE: Posición fetal

PNI: Postura del niño

Los datos sugieren que la posición fetal y acostarse boca arriba con las rodillas dobladas son las posiciones más efectivas para aliviar el dolor de lumbalgia, lo que representa una parte significativa de las estrategias de alivio efectivas. Si bien otras posiciones ofrecen cierto alivio, concentrarse en estas dos posiciones principales podría proporcionar el mayor beneficio para las personas que experimentan lumbalgia.

Movimientos para aliviar el dolor

El movimiento juega un papel importante en la recuperación del lumbago, a pesar del dolor. Movimientos suaves y que alivian el dolor fomentan la circulación sanguínea, relajan la musculatura y apoyan la curación. Es importante realizar los movimientos de manera lenta y controlada, prestando atención a las señales del cuerpo. Se deben evitar movimientos que aumenten el dolor. Formas de movimiento adecuadas son, por ejemplo, el yoga, el pilates o escuelas de espalda específicas. El yoga no solo mejora la flexibilidad y la fuerza de la musculatura del tronco, sino que también puede reducir significativamente la intensidad del dolor mediante la combinación de técnicas de respiración, posturas corporales y relajación. Por ejemplo, la postura del niño (Balasana) puede ayudar a estirar y relajar la parte baja de la espalda. En esta postura, se arrodilla en el suelo, los dedos gordos de los pies se tocan y las rodillas están abiertas a la altura de las caderas. Se inclina el torso hacia adelante y se apoya la frente en el suelo. Los brazos pueden estar relajados a los lados del cuerpo o extendidos hacia adelante. Esta postura alivia la columna vertebral y estira suavemente la musculatura de la espalda. También paseos ligeros, nadar o andar en bicicleta pueden apoyar el proceso de curación, siempre que se realicen sin dolor. Es importante aumentar la carga lentamente y escuchar al cuerpo. En caso de dolor persistente o intenso, se debe consultar a un médico o a un fisioterapeuta para crear un programa de ejercicios individualizado.

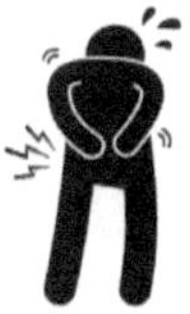

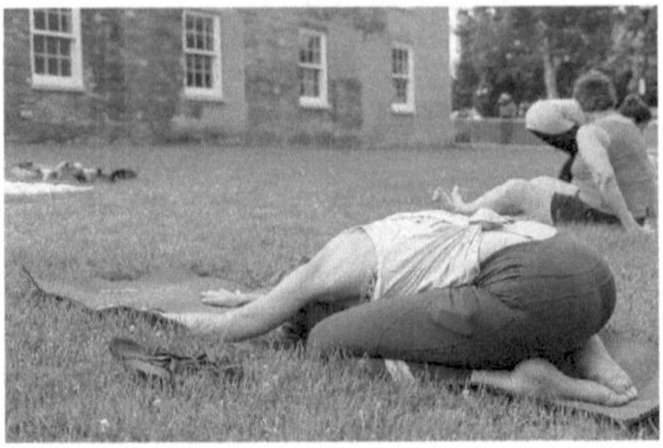

Postura del niño [i9]

Reducción del Dolor a través del Movimiento

Ilustra la correlación entre los ejercicios de rango de movimiento y la reducción del dolor en la lumbalgia.

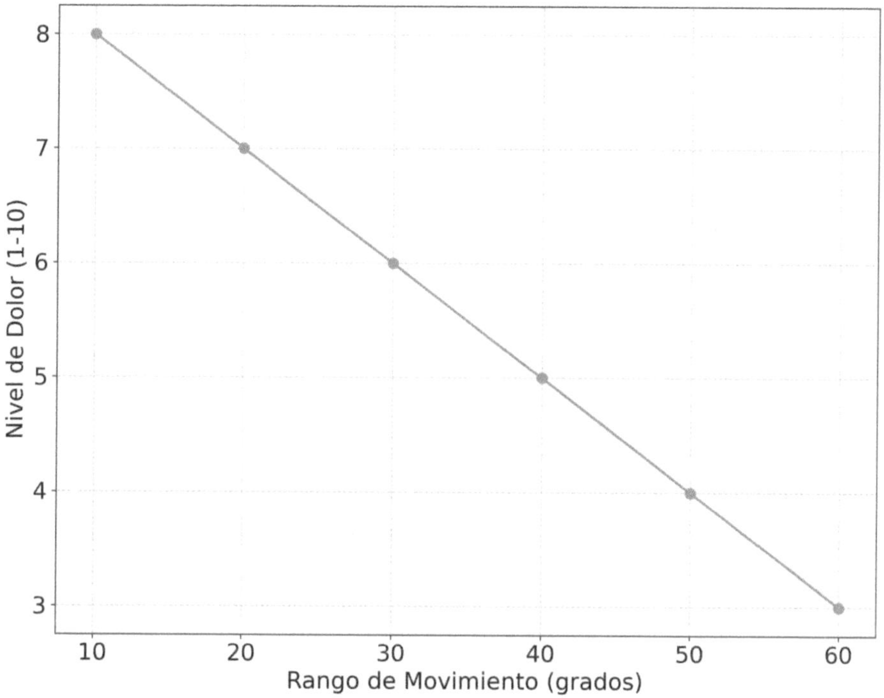

Los datos sugieren una correlación positiva entre el aumento del rango de movimiento y la disminución de los niveles de dolor. A medida que mejora el rango de movimiento (eje x), la intensidad del dolor disminuye (eje y). Esto destaca la eficacia de estos ejercicios en el manejo de la lumbalgia. Sin embargo, los resultados individuales pueden variar y es crucial escuchar a su cuerpo y detenerse si el dolor aumenta.

Consejos concretos

- Respire profundamente en el abdomen y al exhalar, imagine cómo la tensión en la parte baja de la espalda se disipa.
- Busque intuitivamente una posición que alivie su espalda, sin importar cuán inusual sea, y permanezca en ella.
- Murmure o cante suavemente para sí mismo; las vibraciones pueden relajar los músculos.
- Acaricie suavemente su parte baja de la espalda, como si estuviera consolando a un niño que tiene dolor.
- Dirija su atención a sus pies y mueva los dedos; esto puede cambiar la percepción del dolor de espalda.
- Imagine que su espalda es un árbol que se mece suavemente en el viento e imite ese movimiento.
- Concéntrese en un aroma agradable, como lavanda o limón, para distraer y relajar sus sentidos.
- Beba un gran vaso de agua; la hidratación puede ayudar a mantener los discos intervertebrales y aliviar el dolor.
- Sonría conscientemente; aunque parezca artificial, puede influir positivamente en el procesamiento del dolor.
- Mueva suavemente su pelvis hacia adelante y hacia atrás y sienta cómo el movimiento afecta su espalda.
- Masajee las plantas de sus pies; las zonas reflejas pueden estar conectadas con la parte baja de la espalda y proporcionar alivio.
- Visualice cómo una energía cálida y dorada fluye hacia su espalda y alivia el dolor.

3. 2 Enfoques Terapéuticos

El dolor de espalda agudo limita la movilidad y afecta significativamente la vida cotidiana. Los enfoques terapéuticos ofrecen una variedad de opciones para aliviar estas molestias y restaurar la funcionalidad. Esta sección destaca los métodos de tratamiento más importantes, desde la terapia manual y la fisioterapia hasta las técnicas osteopáticas. Estos procedimientos tienen como objetivo reducir el dolor, mejorar la movilidad y tratar las causas de las molestias. Tienen en cuenta tanto los factores biomecánicos como los psicosociales que pueden contribuir al dolor de espalda. A continuación, obtenga más información sobre las diferentes opciones terapéuticas y encuentre el enfoque adecuado para sus necesidades individuales.

Un enfoque terapéutico exitoso para el dolor de espalda integra tanto tratamientos físicos (terapia manual, fisioterapia, ejercicios) como la consideración de factores psicosociales (terapia cognitivo-conductual, manejo del dolor) en un enfoque multimodal.

Terapia manual

La terapia manual se refiere a técnicas de tratamiento en las que los terapeutas utilizan sus manos para aliviar el dolor y mejorar la movilidad. Se afectan diversas estructuras anatómicas para provocar cambios positivos en la experiencia del dolor del paciente [s63]. El tratamiento incluye enfoques físicos como el masaje y la manipulación de la columna vertebral [s64]. La terapia manual se recomienda para el dolor de espalda agudo, junto con ejercicios y calor superficial [s65]. También se incluye en los enfoques de tratamiento conservadores para el dolor de espalda crónico sin patología grave, junto con el masaje y la rehabilitación interdisciplinaria [s65]. Los fisioterapeutas utilizan la terapia manual para quejas musculoesqueléticas. Se recomienda como opción de tratamiento complementaria o secundaria para el dolor de espalda no específico [s66]. El mecanismo de acción de la terapia manual ha evolucionado con el tiempo. Anteriormente, el enfoque estaba en explicaciones biomecánicas. Hoy en día, el paradigma neurofisiológico está en primer plano. Los efectos analgésicos se median a través de vías moduladas descendentes en el sistema nervioso central [s66]. La presión moderadamente dolorosa puede llevar a una inhibición del dolor a corto plazo [s66]. Además de los factores neurofisiológicos, también juegan un papel los factores psicológicos y biomecánicos [s63] [s66]. Las expectativas del paciente y la relación con el terapeuta pueden influir en el éxito del tratamiento [s66]. Los mediadores biomecánicos incluyen movimientos medibles en los tejidos objetivo y cambios estructurales que ocurren en

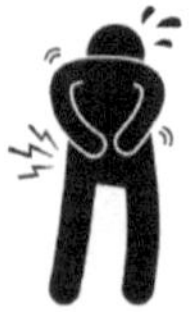

respuesta a la terapia [s63]. Los mediadores neurofisiológicos muestran cambios inmediatos en la función neurofisiológica después de la terapia, como la reducción de marcadores inflamatorios y una disminución de la sensibilidad al dolor [s63]. Para el dolor de espalda crónico, se recomienda la terapia manual como parte de un enfoque de tratamiento multimodal que incluye un programa de ejercicios supervisado [s67]. La terapia cognitivo-conductual en combinación con fisioterapia puede reducir los niveles de dolor y mejorar la funcionalidad [s67]. El diagnóstico y tratamiento mecánico (MDT) se utiliza para prescribir ejercicios específicos e instrucciones posturales. Hay evidencia moderada a alta de su efectividad en la reducción del dolor y la discapacidad [s65]. Las terapias de movilización y manipulación muestran evidencia moderada para la reducción del dolor y la mejora de la función en el dolor de espalda crónico. La manipulación puede ser más efectiva que la movilización [s65]. Aquellos que sufren de dolor de espalda crónico y tienen factores de riesgo para la chronifizierung deben considerar la fisioterapia como tratamiento de primera línea [s67].

Columna vertebral

La columna vertebral es el soporte central del cuerpo y está compuesta por vértebras individuales conectadas por discos intervertebrales y articulaciones. Protege la médula espinal y permite los movimientos del tronco.

Conservador

Se refiere a métodos de tratamiento que no son quirúrgicos.

Musculoesquelético

Se refiere a los músculos y huesos, así como a las estructuras asociadas como tendones, ligamentos y articulaciones.

Interdisciplinario

Significa la colaboración de diferentes disciplinas, como médicos, fisioterapeutas y psicólogos.

Sistema nervioso central

El sistema nervioso central está compuesto por el cerebro y la médula espinal y controla la mayoría de las funciones corporales.

Terapia cognitivo-conductual

Una forma de psicoterapia que tiene como objetivo cambiar patrones de pensamiento y comportamientos negativos para reducir la carga psicológica.

Terapia manual

La terapia manual incluye diversas técnicas aplicadas por terapeutas capacitados para aliviar el dolor, liberar bloqueos articulares y mejorar la movilidad. Puede ayudar en el dolor de espalda agudo y crónico y a menudo se utiliza en combinación con otras terapias.

Eficacia de las Técnicas de Terapia Manual para el Dolor de Espalda

Comparación de la reducción del dolor y la mejora funcional

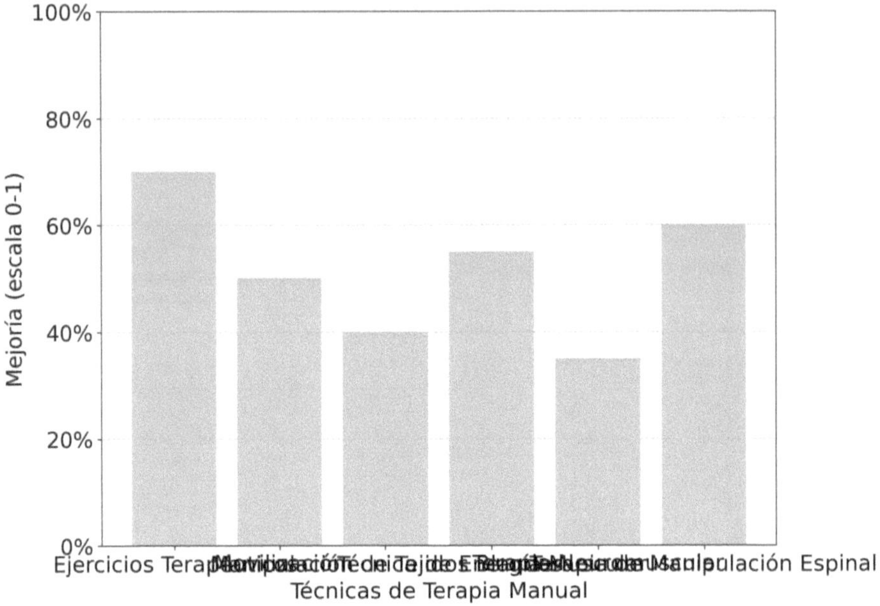

EJT: Ejercicios Terapéuticos

MOB: Movilización

MTB: Manipulación de Tejidos Blandos

TEM: Técnica de Energía Muscular

TME: Terapia de Manipulación Espinal

TNM: Terapia Neuromuscular

Mientras que la manipulación espinal muestra un efecto inmediato significativo en la reducción del dolor, las técnicas de movilización demuestran una mejora más gradual pero sostenida en la función. La movilización de tejidos blandos ofrece beneficios moderados tanto en el dolor como en la función, lo que sugiere su potencial como enfoque complementario. La terapia de ejercicios, aunque no es estrictamente terapia manual, demuestra fuertes beneficios a largo plazo tanto para el alivio del dolor como para la restauración funcional, destacando su importancia en un plan de tratamiento integral. Los datos sugieren que una combinación de técnicas de terapia manual y terapia de ejercicios puede proporcionar el enfoque más completo y efectivo para controlar el dolor de espalda.

Tratamiento fisioterapéutico

Los tratamientos fisioterapéuticos para el dolor de espalda abarcan un amplio espectro de medidas que se adaptan individualmente al paciente. Además de las técnicas manuales ya mencionadas, como el masaje y manipulación de la columna vertebral, las formas de terapia activa, especialmente los ejercicios, juegan un papel decisivo. Un programa de entrenamiento específico puede ayudar a fortalecer la musculatura de la espalda, mejorar la movilidad y corregir posturas inadecuadas. Además de ejercicios de fuerza y movilidad, también se pueden integrar ejercicios coordinativos que entrenan la interacción de diferentes grupos musculares en la terapia. Un novedoso programa de educación de la espalda combina, por ejemplo, un enfoque multidisciplinario con una evaluación funcional cuantitativa y ejercicios terapéuticos, mostrando así efectos positivos sobre el dolor, la flexibilidad, la fuerza muscular y la resistencia [s68]. Los fisioterapeutas utilizan diferentes sistemas de clasificación basados en factores biomecánicos y psicosociales para clasificar mejor a los pacientes con dolor de espalda no específico y personalizar la terapia. De este modo, se pueden identificar y tratar de manera específica patrones de movimiento maladaptativos y trastornos de control motor que causan dolor [s69]. Además, se pueden emplear medidas físicas como aplicaciones de calor o frío. Más allá de los aspectos puramente físicos, la fisioterapia también considera factores psicosociales que pueden jugar un papel en el dolor de espalda. El dolor crónico no solo afecta la función física, sino también el bienestar emocional y el comportamiento. Por lo tanto, los fisioterapeutas a menudo integran aspectos de la terapia cognitivo-conductual en su tratamiento. Los pacientes aprenden a reconocer y cambiar patrones de pensamiento y comportamientos negativos que pueden intensificar el dolor. Aprenden estrategias para el manejo del dolor y desarrollan una mejor comprensión de los aspectos multidimensionales de sus quejas [s70]. La componente educativa de la fisioterapia también es importante. Los pacientes reciben información sobre las causas de su dolor de espalda, aprenden comportamientos adecuados para la espalda en la vida cotidiana y se les apoya para mejorar sus habilidades de autogestión [s71]. El retorno temprano a las actividades normales y la integración en la vida laboral son otros objetivos terapéuticos que se apoyan mediante medidas fisioterapéuticas [s72]. Un enfoque multimodal que combina diferentes formas de terapia ha demostrado ser especialmente eficaz en el tratamiento del dolor de espalda. [s71] [s72] Así, una combinación de terapia manual, ejercicios activos, medidas físicas y terapia cognitivo-conductual puede contribuir a aliviar el dolor, mejorar la función y aumentar de manera sostenible la calidad de vida de los pacientes.

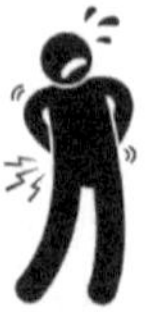

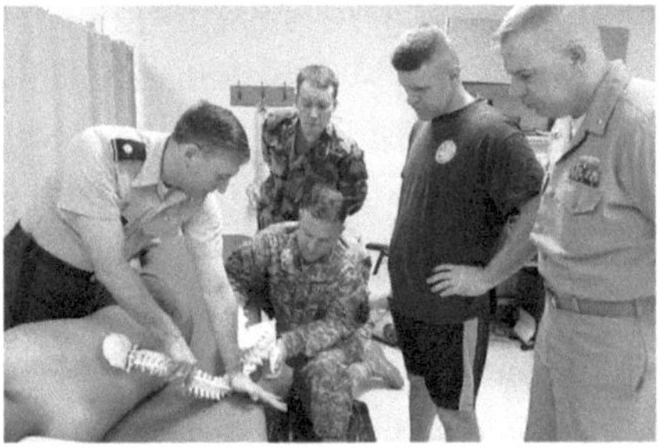

Manipulación [i10]

Bueno saber

Enfoque multidisciplinario

Involucra la colaboración de diferentes disciplinas para crear un plan de tratamiento integral para el dolor de espalda.

Enfoque multimodal

Combinación de diferentes formas de terapia para optimizar el tratamiento del dolor de espalda y considerar las necesidades individuales del paciente.

Evaluación funcional cuantitativa

Mediciones objetivas de las funciones físicas para seguir el progreso del tratamiento y ajustar la terapia.

Manipulación

Las manipulaciones en la columna vertebral pueden liberar bloqueos y mejorar la movilidad, pero deben ser realizadas solo por profesionales calificados.

Terapia cognitivo-conductual

Ayuda a los pacientes a reconocer y cambiar patrones de pensamiento y comportamientos negativos relacionados con el dolor para mejorar el manejo del dolor.

Fisioterapia para el dolor de espalda: enfoques de tratamiento

Eficacia de los enfoques de fisioterapia para el dolor de espalda según la duración y la intensidad.

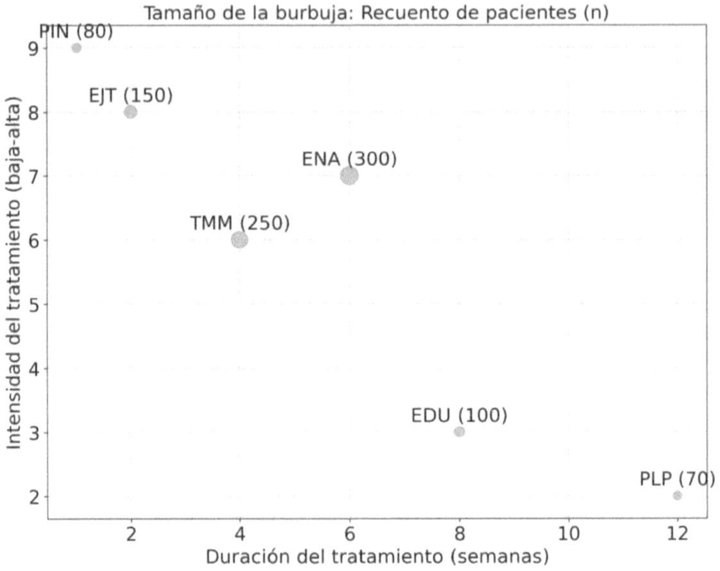

Blasengröße: Recuento de pacientes (n)

EDU: Educación del paciente

EJT: Ejercicios terapéuticos

ENA: Enfoque combinado

PIN: Programa intensivo

PLP: Programa a largo plazo

TMM: Terapia manual y de movimiento

El gráfico sugiere que los tratamientos de intensidad moderada que duran entre 4 y 8 semanas muestran la mayor eficacia para la mayoría de los pacientes. Si bien los tratamientos más cortos de alta intensidad pueden ser efectivos para algunos, no son tan consistentemente exitosos. Los tratamientos más largos de baja intensidad parecen menos efectivos en general. El tamaño de las burbujas indica la cantidad de pacientes tratados con ese enfoque específico.

Técnicas osteopáticas

Las técnicas osteopáticas son parte de los métodos de medicina complementaria para el tratamiento del dolor de espalda y abarcan enfoques tanto físicos como psicológicos. [s73] Se basan en la idea del paciente como una unidad de cuerpo, mente y alma, e involucran las fuerzas de autocuración del cuerpo. [s74] Los osteópatas utilizan técnicas manuales para optimizar las funciones fisiológicas y promover la homeostasis, es decir, el equilibrio interno del cuerpo. [s75] El espectro de tratamiento abarca desde técnicas en articulaciones, músculos y tejidos conectivos hasta procedimientos orientados neurovascularmente. [s76] Las técnicas de energía muscular, relajación miofascial y técnicas para restaurar la balance ligamentario son algunos de los métodos comúnmente aplicados. [s75] También el tratamiento del diafragma juega un papel importante. A través de técnicas como la dominación del diafragma o la liberación indirecta del diafragma, se mejora la respiración y se aumenta la movilidad del diafragma. [s75] Otra técnica, llamada "Rib Raising", influye en la actividad del sistema nervioso simpático y optimiza tanto el movimiento respiratorio como el flujo linfático. [s75] La técnica de bomba linfática, a su vez, fortalece el sistema inmunológico y mejora la circulación linfática, lo que puede tener un efecto positivo en las infecciones. [s75] Especialmente en el caso del dolor de espalda durante el embarazo, los tratamientos osteopáticos pueden proporcionar alivio y prevenir el empeoramiento de los síntomas. [s77] Estudios demuestran la efectividad de los tratamientos osteopáticos en el tercer trimestre para mejorar la funcionalidad en pacientes con dolor de espalda. [s77] La osteopatía integra diversos procedimientos manuales que a menudo se aplican en combinación con otros métodos como el yoga o la acupuntura. [s73] A través de la manipulación del aparato locomotor, los osteópatas intentan lograr efectos positivos en la salud. [s78] Así, en caso de limitaciones de movimiento en la región de la columna torácica, se puede mejorar la movilidad y reducir el dolor asociado mediante técnicas de movilización suaves.

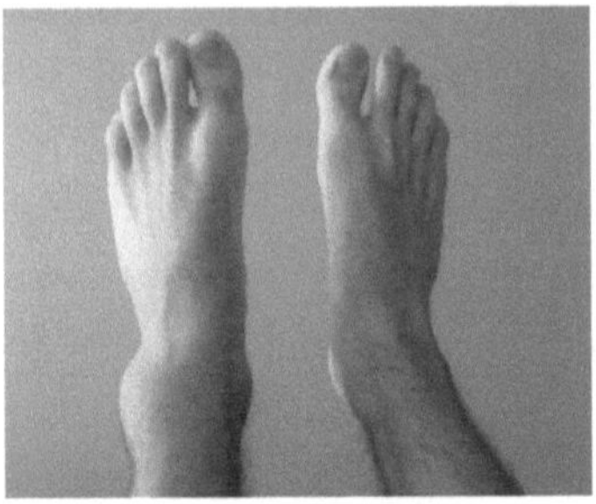

Equilibrio Ligamentoso [i11]

Bueno saber

Balance ligamentario

La restauración del balance ligamentario tiene como objetivo restablecer el equilibrio de los ligamentos en el cuerpo y así reducir el dolor de espalda.

Medicina complementaria

Los métodos de medicina complementaria complementan la medicina convencional y ofrecen opciones adicionales para el tratamiento del dolor de espalda.

Osteopatía

La osteopatía es una forma de terapia holística que considera el cuerpo como una unidad y activa las fuerzas de autocuración para aliviar el dolor de espalda.

Relajación miofascial

Las técnicas de relajación miofascial liberan tensiones en las fascias, el tejido conectivo que envuelve músculos, huesos y órganos.

Técnica de bomba linfática

La técnica de bomba linfática estimula el flujo linfático y apoya el sistema inmunológico, lo que puede ser útil en la regeneración del dolor de espalda.

Técnicas Osteopáticas para el Dolor de Espalda

Distribución de los enfoques de tratamiento osteopático para el dolor de espalda.

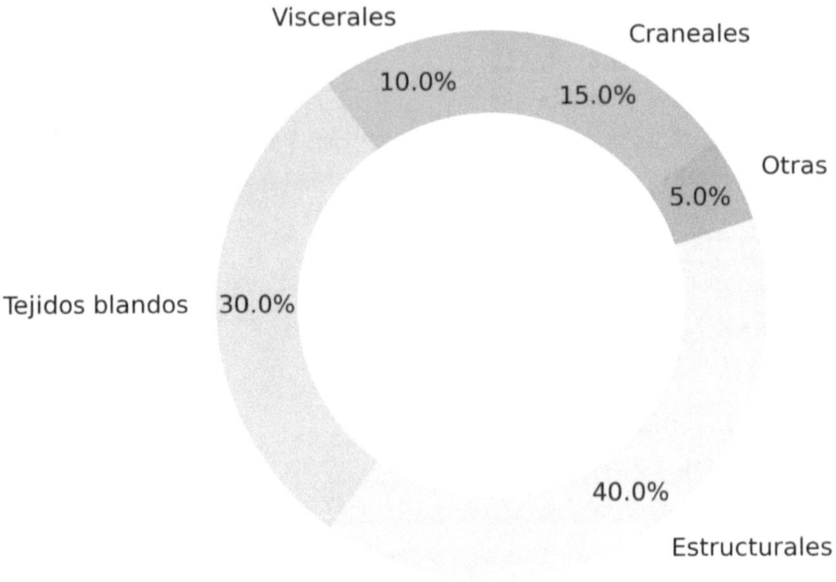

CRA: Craneales

OTR: Otras

VIS: Viscerales

EST: Estructurales

TEB: Tejidos blandos

El gráfico destaca la diversa gama de técnicas osteopáticas empleadas para abordar el dolor de espalda. Si bien la manipulación estructural recibe una atención considerable, las proporciones significativas dedicadas a las técnicas de tejidos blandos, craneales y viscerales subrayan un enfoque holístico que considera la interconexión de los diferentes sistemas corporales. Esto sugiere que el tratamiento osteopático para el dolor de espalda a menudo se extiende más allá de abordar únicamente la columna vertebral.

Consejos concretos

- Concéntrese en la calidad de sus toques al tratar dolores agudos y varíe la presión, la velocidad y el ritmo del masaje.
- Utilice el calor de sus manos para introducir calor de manera específica en las áreas doloridas y relajar la musculatura.
- Observe la expresión facial y el lenguaje corporal de su paciente para ajustar óptimamente la intensidad del tratamiento.
- Incorpore pausas conscientes en el tratamiento, en las que usted y su paciente sientan el aliento y profundicen la percepción corporal.
- Anime a su paciente a seguir activamente el movimiento de sus manos y a intensificar el estiramiento de la musculatura por sí mismo.
- Trabaje con la imaginación de su paciente: pídale que se imagine cómo el dolor disminuye con cada respiración.
- Combine técnicas manuales con movimientos suaves y rítmicos para llevar al cuerpo a un estado de profunda relajación.
- Estimule las fuerzas de autocuración del cuerpo mediante técnicas de golpeteo suaves y fomente la circulación del tejido.
- Palpe los flujos de energía en el cuerpo de su paciente y trate de liberar bloqueos mediante toques específicos.
- No trate solo el área dolorida, sino que también incluya estructuras y articulaciones circundantes en la terapia.
- Despierte la curiosidad de su paciente explicándole las conexiones anatómicas y aclarando el efecto del tratamiento.
- Incorpore elementos de otras formas de terapia, como la acupresión o la terapia cráneo-sacral, para individualizar el tratamiento.

3. 3 Intervención Médica

Las intervenciones médicas juegan un papel importante en el tratamiento agudo del dolor de espalda. Van desde la terapia farmacológica hasta infiltraciones y métodos de medicina natural. Cada enfoque conlleva ventajas específicas, pero también riesgos y limitaciones potenciales. La elección de la intervención adecuada depende de la causa del dolor, su intensidad y el estado de salud personal. Las siguientes secciones analizan en detalle las diferentes opciones de tratamiento médico y ofrecen una visión general de sus mecanismos de acción, áreas de aplicación y posibles efectos secundarios. Siga leyendo para encontrar la estrategia de tratamiento adecuada para usted y aliviar eficazmente su dolor de espalda.

En caso de dolor de espalda, especialmente crónico, las terapias no farmacológicas como el ejercicio, la fisioterapia y los enfoques multidisciplinarios suelen ser el mejor primer paso y a largo plazo más efectivas que la ingesta continua de analgésicos.

Terapia farmacológica

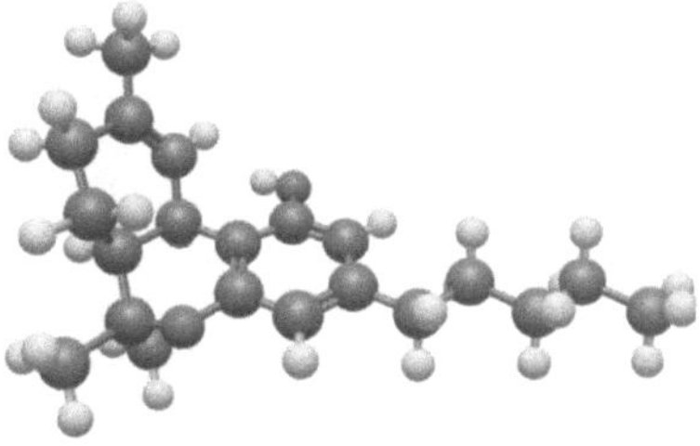
Cannabinoides [i12]

La terapia farmacológica para el dolor de espalda abarca una amplia gama de opciones que se utilizan según el tipo y la duración del dolor. Para el dolor de espalda agudo o subagudo, se recomiendan tratamientos no farmacológicos como calor, masaje o terapia manual. Si se desean medicamentos, se utilizan antiinflamatorios no esteroides (AINE) o relajantes musculares [s79]. En el caso del dolor de espalda crónico, también se priorizan inicialmente terapias no farmacológicas como el ejercicio o la rehabilitación multidisciplinaria. Si estas no son suficientemente efectivas, se pueden utilizar AINE como terapia de primera línea y tramadol o duloxetina como terapia de segunda línea [s79]. Los opioides deben prescribirse solo después de una cuidadosa evaluación de beneficios y riesgos y tras el fracaso de otras terapias [s79]. El uso prolongado de analgésicos puede llevar a síntomas relacionados con medicamentos y no necesariamente es superior a otras estrategias de tratamiento en casos de dolor de espalda crónico moderado a severo [s80]. Un paciente con dolor persistente a pesar de tomar AINE podría ser asesorado por su médico sobre opciones de tratamiento alternativas como fisioterapia o una terapia del dolor multidisciplinaria. Además de los medicamentos establecidos, también se están investigando nuevos enfoques terapéuticos, incluidos los cannabinoides, que han mostrado resultados prometedores en estudios clínicos [s81] [s82]. Al mismo tiempo, se están desarrollando nuevas formulaciones de medicamentos existentes para mejorar el tratamiento de la dependencia de opioides y la sobredosis [s83]. Un estudio mostró que dos medicamentos investigados para el tratamiento de dolor de espalda radicular agudo redujeron los niveles de dolor, pero no mostraron una diferencia significativa en su eficacia [s84]. Esto subraya la necesidad de una terapia individualizada y un tratamiento integral del dolor que incluya no solo medicamentos, sino también fisioterapia y un enfoque multidisciplinario [s82].

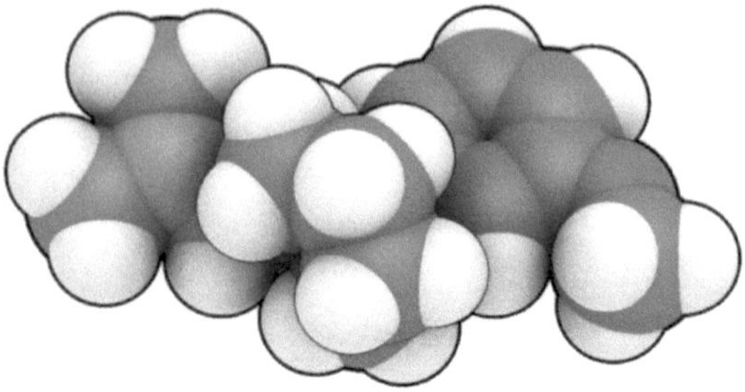

Tramadol [i13]

Bueno saber

Dolor de espalda radicular agudo

El dolor de espalda radicular agudo se produce por la irritación o compresión de las raíces nerviosas en la columna vertebral. A menudo se irradia hacia los brazos o las piernas y puede ir acompañado de entumecimiento o hormigueo.

Relajantes musculares

Los relajantes musculares se utilizan para tratar el dolor de espalda causado por tensiones o calambres musculares. Actúan relajando la musculatura y pueden aliviar el dolor. Sin embargo, los relajantes musculares también pueden causar efectos secundarios como fatiga o mareos.

Terapia del dolor multidisciplinaria

La terapia del dolor multidisciplinaria es un enfoque integral para el tratamiento del dolor de espalda crónico. Combina diferentes formas de terapia como fisioterapia, psicoterapia y tratamiento farmacológico. El objetivo es aliviar el dolor y mejorar la calidad de vida de los pacientes.

Eficacia para el dolor de espalda

Alivio del dolor a través de medicamentos

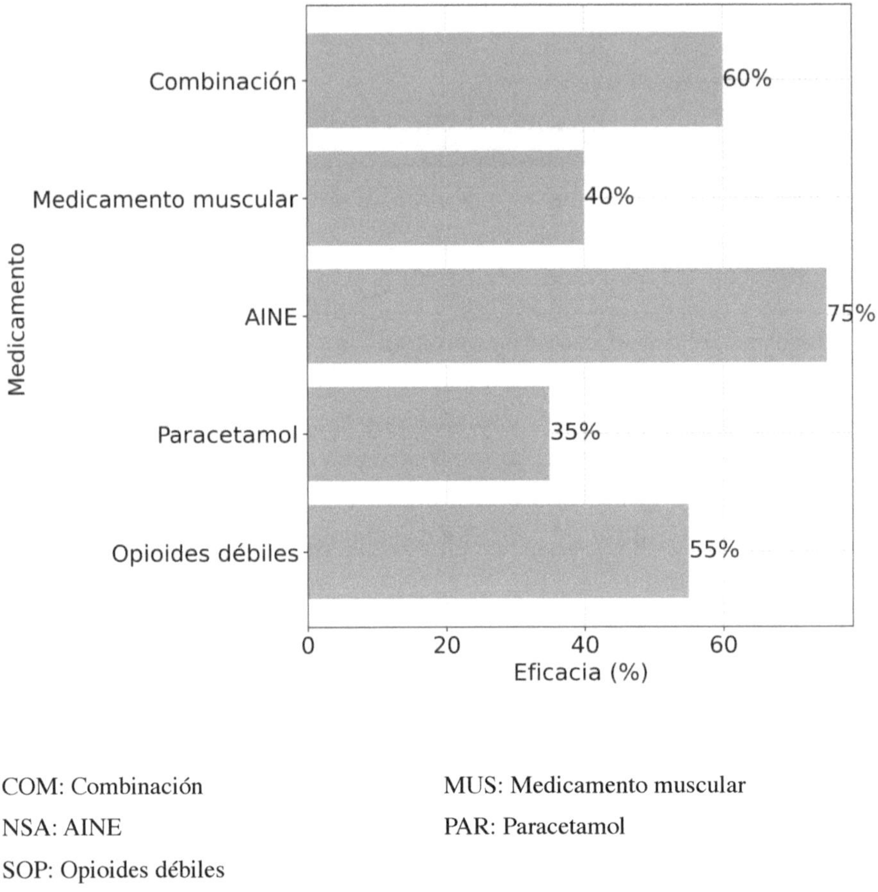

COM: Combinación

NSA: AINE

SOP: Opioides débiles

MUS: Medicamento muscular

PAR: Paracetamol

Los AINE muestran la mayor eficacia, seguidos de opioides débiles. El paracetamol y los relajantes musculares ofrecen un menor alivio del dolor. Las terapias combinadas pueden variar según la composición.

Tratamiento de infiltración

Terapias de inyección, también conocidas como infiltraciones, representan una opción adicional en el tratamiento del dolor de espalda. En este procedimiento, se inyectan medicamentos, generalmente corticosteroides en combinación con un anestésico local, directamente en la zona que causa el dolor. El objetivo de este tratamiento es suprimir la inflamación y aliviar el dolor. La infiltración puede realizarse en diferentes estructuras de la espalda, como las articulaciones facetarias, las raíces nerviosas o los músculos. Un estudio mostró que la percepción del dolor durante una infiltración es significativamente menor en comparación con otra técnica de inyección (bloqueo nervioso), mientras que la percepción del dolor durante el tratamiento real (por ejemplo, una extracción dental) no fue significativamente diferente entre ambas técnicas [s85]. Esto sugiere que las infiltraciones pueden ser un método relativamente menos doloroso para la administración de medicamentos. Sin embargo, las terapias de inyección no son adecuadas para todos los pacientes y deben considerarse solo después de un cuidadoso examen médico y una evaluación de los beneficios y riesgos. Los posibles riesgos incluyen infecciones, hemorragias o daños a los nervios. La cantidad de infiltraciones también está limitada para minimizar los posibles efectos secundarios de los corticosteroides. Una infiltración puede ser parte de un plan de tratamiento integral que, además de terapias farmacológicas, incluya fisioterapia, terapia de movimiento y atención psicológica. El médico tratante puede evaluar las necesidades individuales del paciente y establecer la estrategia de tratamiento adecuada.

Bueno saber

Anestésico local

Un anestésico local es un medicamento que suprime temporalmente la sensación de dolor en una área específica del cuerpo. A menudo se utiliza en combinación con corticosteroides en infiltraciones para reducir el dolor durante y después del procedimiento.

Articulaciones facetarias

Las articulaciones facetarias son pequeñas articulaciones que conectan las vértebras de la columna vertebral y permiten su movimiento. Pueden ser una fuente de dolor de espalda si se irritan por artrosis, lesiones o malas posturas.

Raíz nerviosa

Las raíces nerviosas son los puntos de salida de los nervios de la médula espinal. Una hernia de disco o un estrechamiento del canal nervioso puede ejercer presión sobre las raíces nerviosas y causar dolor de espalda, que a menudo se irradia hacia las piernas.

Terapia de inyección

Las terapias de inyección, que incluyen infiltraciones, describen la administración de medicamentos mediante inyección. En el caso del dolor de espalda, pueden utilizarse para el tratamiento específico de inflamaciones y dolores.

Reducción del dolor por dosis de infiltración

Ilustra la relación entre la dosis de infiltración y la reducción del dolor.

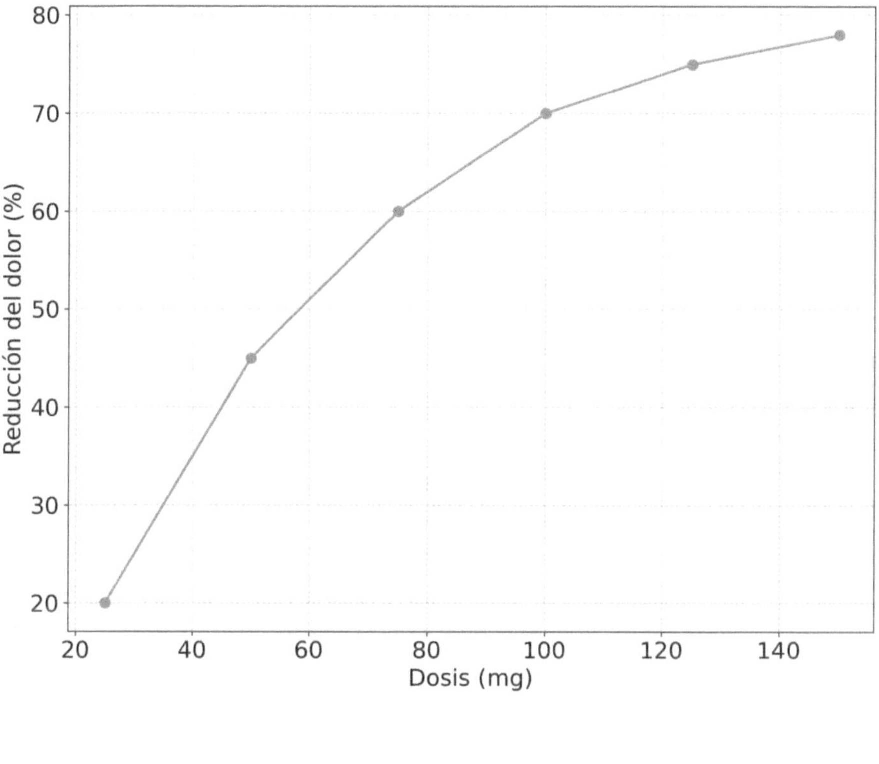

El gráfico demuestra una correlación generalmente positiva entre el aumento de la dosis de infiltración y una mayor reducción del dolor, aunque el efecto parece estabilizarse después de una cierta dosis. Esto sugiere un rango de dosis óptimo para maximizar el alivio del dolor mientras se minimizan los posibles efectos secundarios.

Procedimientos de medicina natural

Los procedimientos de medicina natural ofrecen una serie de opciones para el tratamiento del dolor de espalda, que se diferencian de los enfoques de la medicina convencional ya discutidos [s86]. Estos procedimientos, que no pertenecen a la medicina convencional, incluyen diversos sistemas y prácticas que buscan activar las fuerzas de autocuración del cuerpo. Naturopatía, un ejemplo de tal sistema, se centra en cambios en la dieta, modificaciones en el estilo de vida y terapias como aplicaciones de hierbas, masajes y terapia manual [s86]. Así, un cambio en la dieta hacia alimentos integrales y no procesados, junto con la integración de ejercicio regular en la vida diaria, podría ya generar efectos positivos iniciales. Además de la naturopatía, existen otros enfoques de medicina natural como la acupuntura, el Ayurveda, la homeopatía y terapias energéticas. La acupuntura tiene como objetivo aliviar el dolor y prevenirlo, colocando agujas finas en puntos específicos del cuerpo [s86]. El Ayurveda, por otro lado, un sistema médico tradicional indio, considera el cuerpo, la mente y el alma como una unidad y busca la armonía interna [s86]. La homeopatía utiliza sustancias altamente diluidas que, en dosis más altas, provocarían síntomas similares, para aliviar las molestias [s86]. Las terapias energéticas intentan influir en los campos de energía del cuerpo, cuya existencia aún no ha sido científicamente comprobada [s86]. Complementariamente a estos procedimientos, también se pueden utilizar suplementos alimenticios y remedios herbales [s86]. La integración de estos enfoques complementarios en un concepto de tratamiento convencional se denomina salud integrativa [s87]. Es importante aplicar los diferentes enfoques de manera coordinada para garantizar un tratamiento óptimo [s87]. Además de los procedimientos físicos como el masaje o la acupuntura, los enfoques psicológicos y relacionados con la nutrición también juegan un papel en la salud integrativa [s87]. Por ejemplo, la meditación, un método de enfoque mental y relajación, puede reducir la presión arterial y los síntomas de ansiedad y depresión [s87]. La combinación de tratamientos médicos convencionales con procedimientos de medicina natural seleccionados puede, por lo tanto, ofrecer un enfoque holístico para el tratamiento del dolor de espalda.

Bueno saber

Naturopatía
La naturopatía es un sistema de tratamiento que utiliza remedios naturales y terapias como la nutrición, el ejercicio y las hierbas para promover las fuerzas de autocuración del cuerpo y aliviar el dolor de espalda.

Remedios herbales
Los remedios herbales utilizan extractos de plantas para tratar enfermedades y aliviar el dolor, lo que puede ser una opción para el dolor de espalda.

Salud integrativa
La salud integrativa combina la medicina convencional con terapias complementarias como la medicina natural para ofrecer un enfoque holístico en el tratamiento del dolor de espalda.

Suplementos alimenticios
Los suplementos alimenticios pueden utilizarse para compensar deficiencias de nutrientes y apoyar la salud, lo que puede ser útil en el tratamiento del dolor de espalda.

Terapias energéticas
Las terapias energéticas buscan influir en los campos de energía del cuerpo para aliviar el dolor y mejorar el bienestar. Sin embargo, su eficacia en el dolor de espalda no está científicamente comprobada.

Medicina complementaria y alternativa (MCA) para el dolor de espalda

Distribución de los enfoques de MCA para el dolor de espalda.

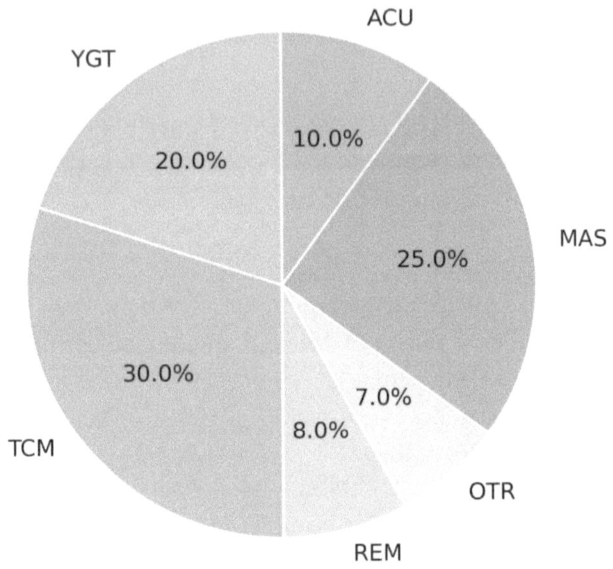

ACU: Acupuntura

MAS: Terapia de Masajes

OTR: Otras Terapias MCA

REM: Remedios Herbales y Suplementos

TCM: Terapias de Manipulación Espinal (Quiropráctica, Osteopatía)

YGT: Yoga y Tai Chi

El gráfico destaca la popularidad de la manipulación espinal y la terapia de masaje entre las personas que buscan enfoques de MCA para el dolor de espalda. Las prácticas mente-cuerpo como el yoga y el tai chi también tienen una participación significativa, lo que indica un interés creciente en los enfoques holísticos. Si bien se representan otras terapias como la acupuntura y los remedios herbales, parecen ser opciones menos frecuentes para el alivio del dolor de espalda en este contexto.

Consejos concretos

- Modifique mínimamente la posición de la aguja durante la infiltración para optimizar el efecto del anestésico local.
- Combine una terapia del dolor sistémica de baja dosis con una infiltración dirigida en casos de dolor agudo intenso.
- Considere el uso de inyecciones de ácido hialurónico para mejorar la función articular en casos de dolor recurrente.
- Utilice ultrasonido o control radiográfico para aumentar la precisión de la infiltración y minimizar el riesgo de complicaciones.
- Discuta con el paciente la posibilidad de una crioterapia después de la infiltración para reducir la reacción inflamatoria.
- Informe al paciente sobre la opción de una infiltración de puntos gatillo en caso de dolor miofascial.
- Considere la infiltración con un anestésico local y un corticosteroide en combinación con un agonista alfa-2 para el dolor neuropático.
- Verifique la efectividad de la infiltración mediante una reevaluación del dolor después de un período de tiempo definido.
- Documente cuidadosamente el sitio de infiltración, el medicamento utilizado y la reacción del paciente.
- Eduque a sus pacientes sobre el manejo del dolor agudo para reducir la necesidad de intervenciones invasivas.
- Tenga en cuenta las necesidades individuales y la causa del dolor del paciente al seleccionar la terapia de infiltración.
- Evalúe la efectividad de diferentes técnicas de infiltración en el marco de un círculo de calidad.

Revisión - 3. Métodos de Tratamiento Agudo

El dolor de espalda agudo, a menudo denominado ciática, puede afectar gravemente su calidad de vida. Para aliviar las molestias de manera rápida y efectiva, tiene a su disposición diferentes métodos de tratamiento. La combinación adecuada de medidas a corto plazo y estrategias a largo plazo es crucial para una recuperación exitosa. Comience con el alivio del dolor mediante calor. Aplicaciones de calor como compresas tibias, un baño caliente o una bolsa de agua caliente favorecen la circulación sanguínea y relajan los músculos tensos. Sin embargo, asegúrese de que el calor sea agradable y no cause quemaduras. En caso de dolor agudo con signos de inflamación, como enrojecimiento o hinchazón, debe recurrir primero a aplicaciones de frío y buscar consejo médico. Además, encuentre una posición de alivio que reduzca su dolor. Esto puede ser acostado de espaldas con las piernas dobladas, de lado con una almohada entre las rodillas o, si es posible sin dolor, boca abajo. Evite actividades que impliquen esfuerzo, como levantar objetos pesados, durante las primeras semanas tras el episodio de dolor.

Además del calor y el alivio, el movimiento también juega un papel importante en la recuperación. Movimientos suaves y analgésicos como yoga, pilates o caminatas favorecen la circulación y relajan la musculatura. Concéntrese en ejercicios que no intensifiquen el dolor. La postura del niño en yoga (Balasana) puede, por ejemplo, estirar y relajar la parte baja de la espalda. Preste atención a las señales de su cuerpo y aumente la carga lentamente. Si el dolor persiste o es intenso, consulte a un médico o fisioterapeuta que pueda crear un programa de ejercicios individualizado. La terapia manual por un terapeuta capacitado también puede proporcionar alivio. A través de técnicas específicas en articulaciones, músculos y tejido conectivo, se pueden liberar bloqueos y mejorar la movilidad. La terapia manual puede utilizarse tanto en dolores de espalda agudos como crónicos y actúa a través de mecanismos neurofisiológicos, psicológicos y biomecánicos.

Además de los métodos mencionados, también puede considerar el apoyo farmacológico. Hable con su médico sobre analgésicos adecuados como antiinflamatorios no esteroides (AINE) o relajantes musculares. En caso de dolor crónico, también pueden considerarse otros medicamentos como tramadol o duloxetina. Los opioides deben tomarse solo en casos excepcionales y bajo supervisión médica. Recuerde que los medicamentos son solo una parte del tratamiento y no siempre representan la mejor solución a largo plazo. Alternativamente o complementariamente a la medicina convencional, también puede considerar tratamientos de medicina natural. La naturopatía, la acupuntura, la osteopatía o los remedios herbales pueden activar las fuerzas de autocuración de su cuerpo y contribuir así al alivio del dolor. Discuta también estas opciones con su médico o terapeuta para encontrar el tratamiento adecuado para usted.

El tratamiento del dolor de espalda agudo requiere un enfoque individual. Escuche a su cuerpo, pruebe diferentes métodos y no dude en buscar ayuda profesional. Con la combinación adecuada de diferentes enfoques de tratamiento, puede aliviar su dolor, recuperar su movilidad y mejorar su calidad de vida de manera sostenible. Manténgase activo y positivo: ¡su espalda se lo agradecerá!

4. Proceso de Curación y Alivio

¿Quién no conoce la sensación de dolor en la espalda y se pregunta cuánto tiempo más durará este estado? El camino hacia la libertad del dolor se asemeja a un viaje, donde cada paso cuenta y diferentes enfoques se entrelazan. Los modernos hallazgos de la investigación del dolor muestran que la participación activa de los afectados influye de manera decisiva en el proceso de curación. La combinación de movimiento específico, carga adaptada y fases de regeneración individuales constituye la base para una recuperación sostenible. En este capítulo, descubrirá los componentes más importantes para su camino personal fuera del dolor.

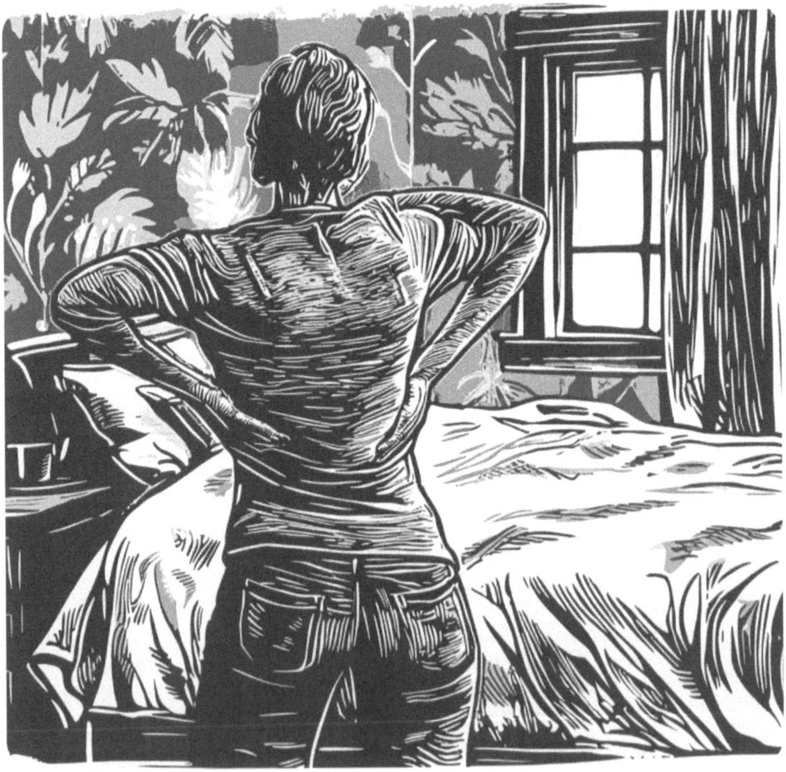

4. 1 Regeneración Activa

La regeneración activa es crucial para la curación del dolor de espalda y la reconstrucción de una espalda saludable. Implica un aumento gradual de la actividad física tras una fase inicial de reposo y tiene como objetivo fortalecer la musculatura de la espalda, así como mejorar la circulación y la movilidad. Es fundamental encontrar el equilibrio adecuado entre el movimiento suave y la evitación de la sobrecarga. Los desafíos de la regeneración activa radican en la adaptación individual al proceso de curación y a las necesidades personales. Una dosificación incorrecta de la carga puede retrasar el proceso de recuperación o incluso provocar molestias nuevamente. Descubra en este capítulo cómo puede recuperar y mantener su salud de la espalda a través de un movimiento específico.

La regeneración activa mediante un aumento gradual de la carga, adaptado a los límites de dolor individuales, es crucial para la curación y el éxito a largo plazo en el tratamiento del dolor de espalda.

Entrenamiento de recuperación

El entrenamiento de recuperación es un paso importante para superar el dolor de espalda y prevenir molestias futuras. Después de una fase inicial de descanso, que varía según la intensidad del dolor, es recomendable volver a la actividad de manera gradual. Este aumento progresivo de la actividad promueve la curación y fortalece los músculos de la espalda. [s88] Un entrenamiento de recuperación bien estructurado incluye diversas formas de ejercicio. Las actividades aeróbicas, como caminar rápido, andar en bicicleta o nadar a un ritmo moderado, mejoran la circulación y fortalecen la condición física general. Por ejemplo, caminar 20 minutos al día apoya la regeneración y al mismo tiempo desarrolla la resistencia. Los ejercicios de estiramiento fomentan la flexibilidad de los músculos y mejoran la movilidad de la columna vertebral. El estiramiento regular, como el de la musculatura extensora de la espalda, puede aliviar tensiones y mejorar la postura corporal. Además, los ejercicios de fuerza son esenciales para fortalecer la musculatura del tronco. Una musculatura abdominal y de la espalda fuerte estabiliza la columna vertebral y reduce la carga sobre los discos intervertebrales. Ejercicios como la plancha o el levantamiento de pelvis fortalecen específicamente estos grupos musculares y contribuyen así a la reducción del dolor a largo plazo. La combinación de estas tres formas de ejercicio – actividad aeróbica, estiramientos y entrenamiento de fuerza – constituye la base para un entrenamiento de recuperación efectivo. La adaptación individual del plan de entrenamiento a las necesidades personales y al estado de salud actual es crucial. Un physiotherapeut puede ayudar a determinar el momento óptimo para comenzar el entrenamiento, así como la selección y dosificación de los ejercicios. [s88] Puede recomendar ejercicios específicos y supervisar la correcta ejecución para evitar sobrecargas y nuevas lesiones. Por lo tanto, el entrenamiento de recuperación no es un concepto rígido, sino un proceso dinámico que

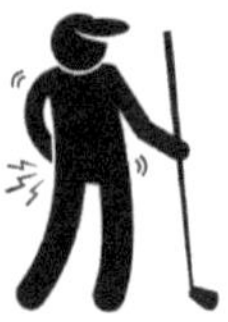

debe ajustarse y optimizarse continuamente para mantenerse libre de molestias a largo plazo.

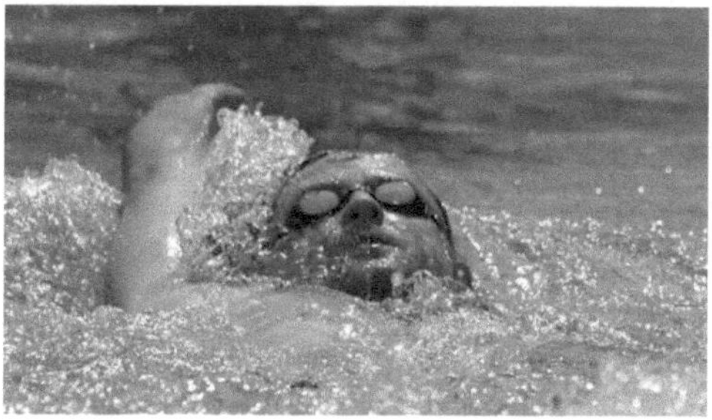

Natación [i14]

Bueno saber

Extensores de la espalda

Los extensores de la espalda juegan un papel crucial en la estabilidad y alineación de la columna vertebral. El entrenamiento específico de estos músculos puede ayudar a aliviar el dolor de espalda y mejorar la postura corporal. En la regeneración activa, es importante estirar y fortalecer suavemente los extensores de la espalda para reconstruir la musculatura y fomentar la movilidad.

Progreso del entrenamiento y dolor de espalda

Correlación entre el progreso del entrenamiento y la reducción del dolor durante la rehabilitación.

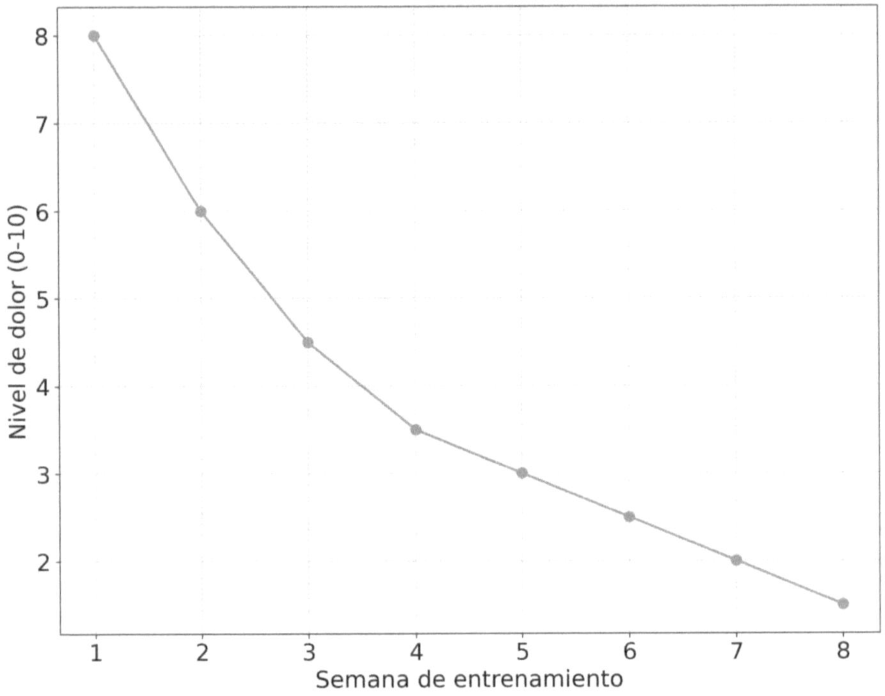

El gráfico ilustra una tendencia general de disminución del dolor de espalda a medida que avanza el entrenamiento. Las mejoras iniciales son rápidas, seguidas de un período de progreso más lento, lo que sugiere que la fase inicial de rehabilitación es crucial para el manejo del dolor. Si bien la tendencia es positiva, los resultados individuales pueden variar y pueden producirse estancamientos. La adherencia continua al programa de entrenamiento es esencial para la reducción del dolor a largo plazo.

Aumento de la carga

El aumento de la carga en el entrenamiento de rehabilitación es esencial para el proceso de curación y la libertad de dolor a largo plazo. Después de la fase inicial de descanso, es importante aumentar la carga de manera sistemática y controlada. Esto significa que tanto la intensidad como la duración de las actividades deben incrementarse lentamente. Un aumento demasiado rápido de la carga puede provocar dolores nuevamente o incluso lesiones, mientras que un aumento demasiado lento de la progresión puede retrasar el proceso de curación [s89]. El aumento debe orientarse a los límites de dolor individuales y aumentarse mínimamente en cada sesión de ejercicio. Por ejemplo, al caminar, se podría aumentar la distancia semanalmente en algunos cientos de metros o extender la duración por unos minutos. Lo mismo ocurre con los ejercicios de fuerza: aquí, la carga puede aumentarse incrementando el peso, el número de repeticiones o el número de series. Es importante prestar atención a las señales del cuerpo y reducir la carga o pausar el ejercicio si aparecen dolores [s90]. Un multidisziplinaerer, que combina diferentes formas de entrenamiento como actividades aeróbicas, ejercicios de estiramiento y entrenamiento de fuerza, es más efectivo que un programa unidimensional [s90]. El ejercicio regular puede reducir significativamente el riesgo de dolores de espalda recurrentes y mejorar la condición física general [s91]. La integración a largo plazo de actividades físicas en la vida diaria es, por lo tanto, crucial para el éxito sostenible de la terapia.

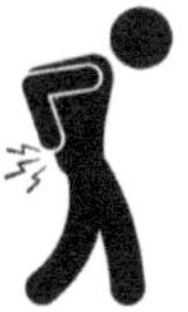

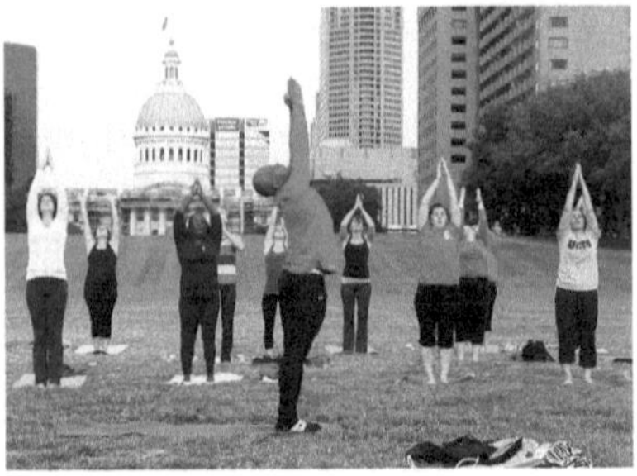

Ejercicio de estiramiento [i15]

Bueno saber

Aeróbico

Dependiente del oxígeno. Las actividades aeróbicas como nadar o andar en bicicleta mejoran la resistencia y fomentan la circulación, lo que apoya la regeneración.

Progresión

Aumento gradual de la carga de entrenamiento para acostumbrar al cuerpo a mayores exigencias y evitar sobrecargas. Un aumento demasiado rápido puede incrementar el riesgo de dolores de espalda recurrentes.

Dolor de Espalda: Carga, Regeneración y Tiempo

Impacto de la regeneración activa en el dolor de espalda según la carga y el tiempo invertido.

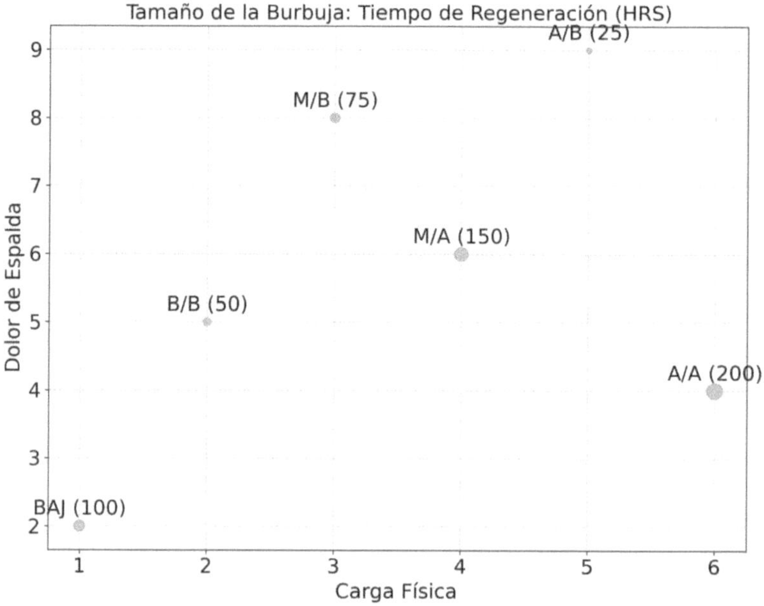

Blasengröße: Tiempo de Regeneración (HRS)

A/A: Alta Carga, Alta Regeneración	A/B: Alta Carga, Baja Regeneración
BAJ: Baja Carga, Alta Regeneración	B/B: Baja Carga, Baja Regeneración
M/A: Carga Media, Alta Regeneración	M/B: Carga Media, Baja Regeneración

Una mayor carga generalmente se correlaciona con un aumento del dolor de espalda. Sin embargo, invertir más tiempo en la regeneración activa parece mitigar el dolor, incluso bajo una gran carga. Un tiempo de regeneración limitado, incluso con una carga menor, aún puede provocar un dolor significativo. El enfoque más efectivo parece ser combinar una carga menor con una mayor regeneración activa.

Consejos concretos

- Conecte su respiración consciente con suaves movimientos oscilantes de la parte superior de su cuerpo para movilizar y relajar su columna vertebral.
- Aproveche las pausas entre actividades exigentes para acostarse brevemente en el suelo y elevar las piernas contra una pared. De esta manera, alivia su espalda y promueve el retorno venoso.
- Sienta su cuerpo y identifique áreas con tensión residual. Libere estas tensiones de manera específica mediante estiramientos suaves, amasado o masaje.
- Desarrolle una sensación de movimiento natural en su columna vertebral imaginando cómo una ola fluye a través de su cuerpo, desde la cabeza hasta los pies.
- Aumente su conciencia corporal ralentizando sus movimientos y percibiendo conscientemente cada paso, cada giro y cada flexión.
- Experimente con diferentes temperaturas: duchas alternas o baños tibios pueden promover la circulación y apoyar la regeneración.
- Deje que sus emociones fluyan: baile libremente o cante en voz alta para liberar bloqueos emocionales y ganar nueva energía.
- Rodéese de impresiones sensoriales positivas: escuche música relajante, contemple imágenes hermosas o disfrute de fragancias agradables.
- Cree pequeños oasis de tranquilidad en su vida diaria, donde pueda desconectar conscientemente y recargar sus energías.
- Integre pequeños ejercicios de atención plena en su rutina diaria para agudizar su percepción corporal y reaccionar tempranamente a las señales de dolor.

4. 2 Manejo del Dolor

El manejo efectivo del dolor es fundamental para la curación y el alivio del dolor de espalda. Va más allá de la mera medición del dolor e incluye la recopilación detallada de la calidad del dolor, la localización y los factores individuales que influyen. Este análisis preciso constituye la base para una terapia exitosa. Además del tratamiento farmacológico y la atención profesional, las técnicas de autoayuda juegan un papel crucial. Estrategias activas para el manejo del dolor, técnicas de relajación y la modificación de patrones de pensamiento negativos permiten influir activamente en la percepción del dolor. Descubra en este capítulo cómo gestionar el dolor de manera efectiva y mejorar su calidad de vida de forma sostenible.

Una evaluación integral del dolor que tenga en cuenta tanto la experiencia subjetiva del paciente como los hallazgos objetivos es crucial para una terapia del dolor efectiva.

Control de la dorsalgia

El control de la dorsalgia tiene como objetivo una reducción integral del dolor y una mejora de la funcionalidad. Un aspecto importante es la exhaustiva evaluación del dolor, que va más allá de la simple indicación de la intensidad del dolor en una escala del 0 al 10 [s92]. Incluye la descripción del dolor con palabras propias, la localización, la duración y los factores que desencadenan o alivian el dolor [s92]. Por ejemplo, un dolor punzante en la parte baja de la espalda que ocurre al agacharse y se alivia con calor puede proporcionar valiosas pistas para la terapia. Además, la consideración de factores individuales como creencias y conocimientos previos sobre el dolor es relevante, ya que pueden influir en la percepción del dolor y la respuesta al tratamiento [s92]. Especialmente en pacientes que no pueden expresarse verbalmente o que tienen limitaciones cognitivas, se requieren métodos de evaluación alternativos [s92]. La validación de todos los informes de dolor como válidos es crucial para un tratamiento del dolor compasivo y ético [s93]. La historia cualitativa del dolor, es decir, la descripción detallada de la experiencia del dolor por parte del paciente, ofrece la mejor visión de la percepción subjetiva del dolor [s93]. A través de la combinación de métodos cualitativos y cuantitativos, como escalas de dolor y exámenes físicos, se obtiene una imagen completa [s93]. La llamada triangulación de los datos de diversas fuentes ayuda a comprender los procesos que conducen a los informes de dolor [s93]. El tratamiento del dolor de espalda generalmente se lleva a cabo de manera escalonada [s94]. En primer lugar, se utilizan analgésicos no opioides como AINE o paracetamol [s94]. En caso de dolores más intensos, se pueden añadir opioides débiles [s95]. Solo en casos de dolor grave y persistente, y considerando los riesgos de dependencia y sobredosis, se contemplan opioides más potentes [s94]. Adicionalmente, se pueden administrar medicamentos adjuvantes como antidepresivos o anticonvulsivos, que en ciertos casos pueden ser incluso la primera opción de tratamiento [s95]. Los procedimientos no farmacológicos, como la fisioterapia, también son una parte importante del control de la dorsalgia [s94]. Los procedimientos intervencionistas como la estimulación

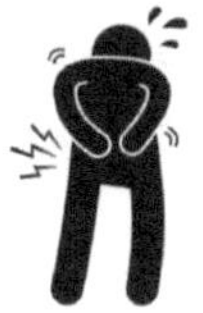

de la médula espinal son una opción para pacientes que no responden adecuadamente a terapias conservadoras [s94]. El tratamiento debe adaptarse de manera individual y revisarse regularmente para maximizar la eficacia y minimizar los efectos secundarios [s94] [s95]. La consideración de enfermedades concomitantes, especialmente trastornos mentales como la depresión, es esencial para un tratamiento del dolor exitoso y la mejora de la calidad de vida [s94].

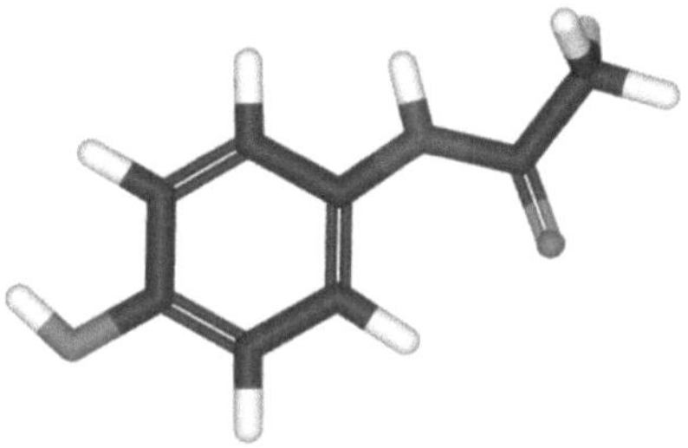

Paracetamol [i16]

Técnicas de manejo del dolor para la dorsalgia

Distribución de las técnicas de manejo del dolor para el dolor de espalda.

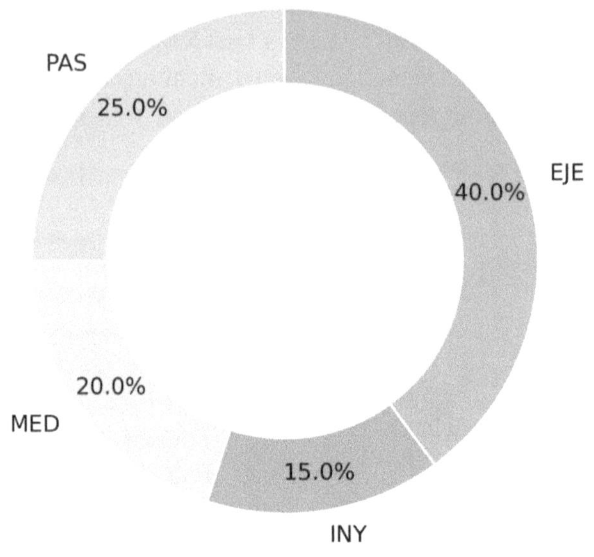

EJE: Terapias activas (p. ej., ejercicio, fisioterapia)

INY: Inyecciones (p. ej., esteroides, bloqueos nerviosos)

MED: Medicamentos (p. ej., AINE, relajantes musculares)

PAS: Terapias pasivas (p. ej., masaje, calor/frío)

El gráfico visualiza la distribución de varios enfoques de manejo del dolor para la dorsalgia. Una parte significativa se dedica a terapias activas como el ejercicio, destacando su importancia. Las terapias pasivas también juegan un papel, mientras que los medicamentos y las inyecciones ofrecen apoyo adicional. El enfoque en las terapias activas sugiere un enfoque holístico para el manejo del dolor que enfatiza el empoderamiento del paciente y el alivio a largo plazo a través del movimiento y el fortalecimiento.

Técnicas de autoayuda

La autoayuda juega un papel crucial en el manejo del dolor de espalda. Además de la terapia farmacológica y los tratamientos profesionales, existen una serie de medidas que los afectados pueden tomar por sí mismos para aliviar sus molestias y mejorar su calidad de vida [s96]. Las estrategias activas para el manejo del dolor son especialmente importantes. En lugar de dejarse controlar pasivamente por el dolor, los pacientes pueden aprender a influir activamente en su percepción del dolor. Un aspecto importante es la promoción de la selbstwirksamkeit, es decir, la confianza en la propia capacidad para manejar y controlar el dolor [s96]. Esta confianza puede fortalecerse mediante el aprendizaje y la aplicación de diversas técnicas de autoayuda. Entre ellas se incluyen enfoques no farmacológicos como técnicas de relajación, musicoterapia o terapia de visualización y biofeedback [s97]. Estos métodos pueden ayudar a influir en la percepción del dolor y fomentar la relajación. La integración de actividades positivas en la vida diaria también puede contribuir a reducir la intensidad del dolor y mejorar el estado de ánimo [s96]. Un paseo por el parque, una reunión con amigos o dedicarse a un pasatiempo pueden evocar emociones positivas y así hacer que el dolor pase a un segundo plano. Otro componente importante de la autoayuda es la kognitive_verhaltenstherapie. Esta forma de terapia ayuda a los pacientes a reconocer y cambiar patrones de pensamiento y comportamientos negativos que intensifican el dolor [s96]. Un ejemplo de esto es la tendencia a la catastrofización, es decir, la tendencia a evaluar el dolor de manera excesivamente negativa y esperar las peores consecuencias posibles. A través de la terapia cognitivo-conductual, los afectados aprenden a cuestionar estos patrones de pensamiento negativos y a reemplazarlos por pensamientos más realistas y útiles. Para aplicar eficazmente las técnicas de autoayuda, es importante que los pacientes reciban la información y las instrucciones necesarias. La transmisión de conocimientos sobre los mecanismos del dolor, las opciones de tratamiento y los métodos de autoayuda debe adaptarse a la competencia de salud de cada paciente [s98]. Un lenguaje claro y comprensible, así como el uso de información específica, pueden facilitar la comprensión. La método de enseñanza recíproca, en la que los pacientes repiten lo aprendido con sus propias palabras, puede ayudar a identificar y aclarar malentendidos [s99]. A través de una educación sobre el dolor individualizada y estructurada, los pacientes pueden ser empoderados para participar activamente en su manejo del dolor y mejorar sus habilidades de autogestión [s98] [s99]. De este modo, pueden controlar mejor su dolor y aumentar su calidad de vida.

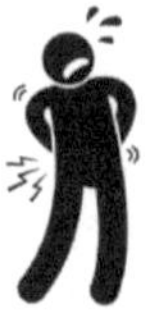

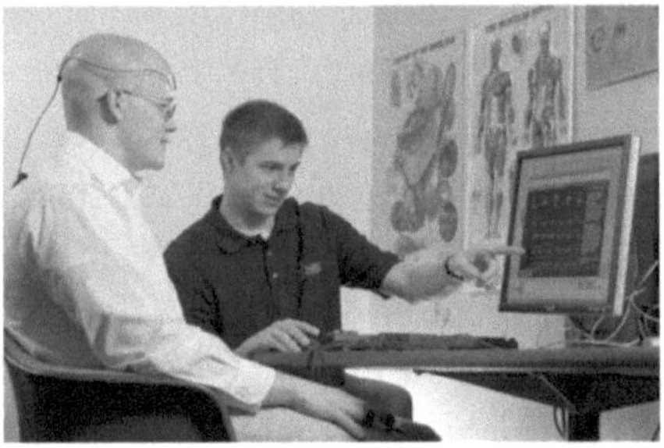

Biorretroalimentación [i17]

Método de enseñanza recíproca

El método de enseñanza recíproca es una estrategia de comunicación en el ámbito de la salud, en la que los pacientes repiten lo aprendido con sus propias palabras. Esto sirve para asegurar que la información se haya entendido correctamente y para aclarar malentendidos. En el manejo del dolor, el método de enseñanza recíproca puede ayudar a involucrar activamente a los pacientes en el proceso de tratamiento y fomentar la adherencia a la terapia.

Enfoques no farmacológicos

Los enfoques no farmacológicos en el manejo del dolor se refieren a métodos de tratamiento que no utilizan medicamentos. Estos incluyen, por ejemplo, fisioterapia, técnicas de relajación, acupuntura, masajes y terapia cognitivo-conductual. Estos enfoques tienen como objetivo aliviar el dolor de manera natural y activar las fuerzas de autocuración del cuerpo.

Terapia de visualización

La terapia de visualización, también conocida como imaginación guiada, es una técnica en la que se guía a los pacientes para que se imaginen imágenes o escenas positivas. En el manejo del dolor, la visualización puede ayudar a influir en la percepción del dolor, fomentar la relajación y generar emociones positivas que pueden aliviar el dolor.

Eficacia de las técnicas de autoayuda para el dolor de espalda

Eficacia de las técnicas de manejo del dolor

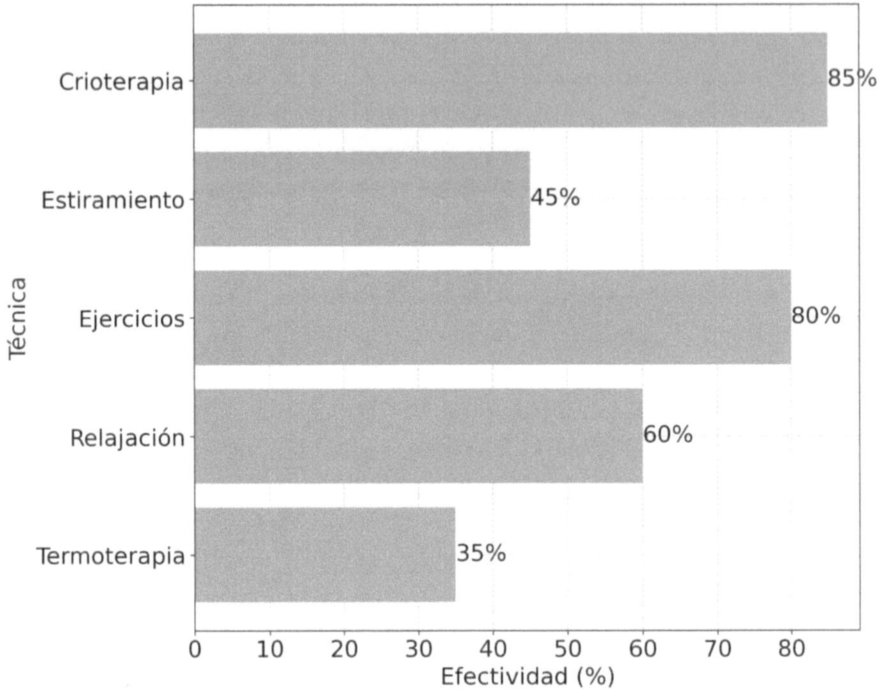

CRI: Crioterapia
EST: Estiramiento
TER: Termoterapia
EJE: Ejercicios
REL: Relajación

El diagrama de barras horizontal visualiza la eficacia relativa de diferentes técnicas de autoayuda para el dolor de espalda. La termoterapia y el ejercicio muestran la mayor eficacia, mientras que las técnicas de relajación y la aplicación de frío parecen ser menos eficaces. Los estiramientos regulares logran una eficacia media.

Ejercicios de estabilización

Los ejercicios de estabilización se centran en el fortalecimiento de la musculatura profunda alrededor de la columna vertebral, que es responsable de su estabilidad y del control de los movimientos [s100]. Un aspecto importante es la activación específica del músculo multifidus, una parte de esta musculatura profunda del núcleo, que contribuye significativamente a la estabilidad funcional y cuyo entrenamiento específico puede reducir el dolor [s100]. Los ejercicios tienen como objetivo restaurar el control neuromuscular – es decir, la interacción entre nervios y músculos – y la estabilidad funcional general [s100]. Esto es especialmente importante, ya que el dolor de espalda a menudo se acompaña de una inhibición de la actividad muscular y de limitaciones en el movimiento resultantes [s100]. Un plan de entrenamiento debe adaptarse individualmente a las necesidades y objetivos funcionales del paciente, entre otros, a la mejora de la calidad del movimiento [s100]. Se recomienda comenzar temprano con ejercicios estabilizadores, aproximadamente 4-6 semanas después de una operación como una lumbaldiscectomía, para promover la rehabilitación y lograr efectos positivos en el dolor, las limitaciones funcionales y la calidad de vida [s101]. Los estudios demuestran que tales programas de ejercicios no solo reducen la intensidad del dolor, sino que también mejoran la fuerza muscular y aceleran el regreso al trabajo [s101]. Así, entre otras cosas, la mejora de la estabilidad del tronco puede reducir la carga sobre la columna vertebral y optimizar la postura, lo que a su vez contribuye a la reducción del dolor.

Bueno saber

Control neuromuscular

El control neuromuscular describe la interacción entre nervios y músculos. Permite el control preciso de los movimientos. El dolor de espalda puede alterar este control. Los ejercicios para mejorar el control neuromuscular tienen como objetivo optimizar la comunicación entre nervios y músculos, mejorando así la calidad y el control del movimiento, lo que puede reducir el dolor.

Ejercicios de estabilización

Los ejercicios de estabilización son ejercicios que fortalecen los músculos alrededor de la columna vertebral. Estos músculos ayudan a sostener y mover la columna. En el caso del dolor de espalda, estos músculos pueden estar débiles, lo que puede llevar a más dolor y limitaciones en el movimiento. Los ejercicios de estabilización ayudan a fortalecer estos músculos, aliviando así el dolor y mejorando la movilidad.

Estabilidad funcional

La estabilidad funcional se refiere a la capacidad del cuerpo para realizar movimientos de manera controlada y eficiente. Una buena estabilidad funcional es importante para evitar lesiones y manejar las cargas diarias. En el caso del dolor de espalda, la estabilidad funcional puede verse afectada. Los ejercicios de estabilización tienen como objetivo mejorar la estabilidad funcional fortaleciendo los músculos que sostienen y controlan la columna vertebral.

Ejercicios Clave de Estabilización para el Dolor de Espalda

Distribución de ejercicios de estabilización del core para el manejo del dolor de espalda.

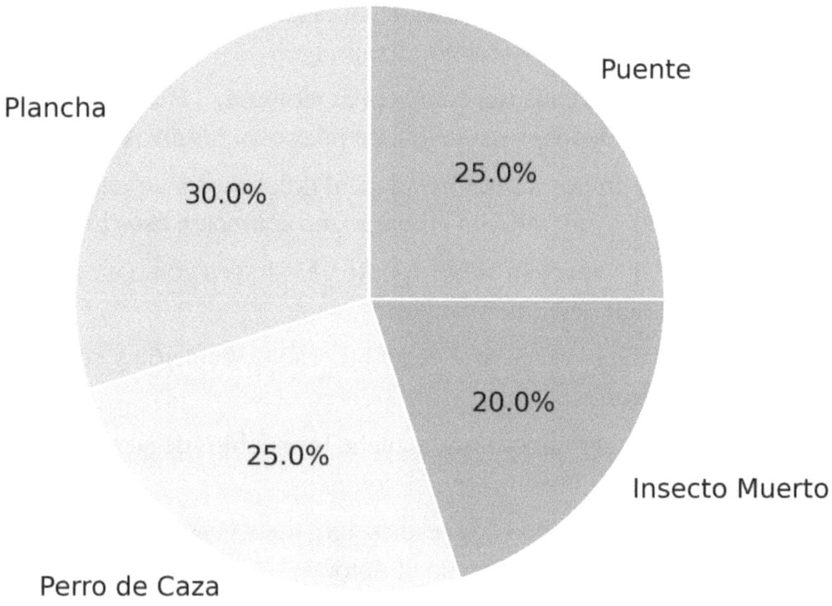

IMM: Insecto Muerto | PCA: Perro de Caza

PLA: Plancha | PUE: Puente

Este gráfico destaca la importancia de un enfoque equilibrado para la estabilización del core. Si bien la plancha es un ejercicio fundamental, la incorporación de puentes, perros de caza e insectos muertos garantiza el fortalecimiento integral de diferentes grupos musculares cruciales para la estabilidad de la columna y la reducción del dolor. Priorizar estos ejercicios puede mejorar la postura, reducir los desencadenantes del dolor y mejorar el movimiento funcional general.

Consejos concretos

- Conscientemente sienta las áreas de su cuerpo que tocan el suelo o la superficie y distribuya su peso de manera uniforme.
- Dirija su atención a su respiración y observe cómo se eleva y desciende su pecho y abdomen al inhalar y exhalar. Utilice la respiración para influir en la percepción del dolor.
- Desarrolle una imagen interna de su espalda y visualice cómo los músculos se relajan y el dolor disminuye.
- Dedique tiempo cada día a un breve automasaje. Pase suavemente las yemas de los dedos o una pelota de púa sobre las áreas adoloridas.
- Explore los límites de su tolerancia al dolor mediante un aumento suave del movimiento. Sin embargo, no sobrepase esos límites.
- Cambia su perspectiva sobre el dolor. No lo vea como un enemigo, sino como una señal de su cuerpo.
- Acepte el dolor como parte de su proceso de curación y concéntrese en sus progresos.
- Busque un lugar tranquilo y escuche los sonidos de su entorno. Este ejercicio desvía la atención del dolor.
- Imagínese cómo, con cada respiración, nueva energía fluye en su cuerpo y suavemente arrastra el dolor.
- Dirija su atención a sensaciones corporales positivas, como calor, hormigueo o relajación.
- Desarrolle un mantra personal que le ayude a lidiar con el dolor, por ejemplo, "Soy fuerte y puedo manejar el dolor".
- Conéctese con su sabiduría interior y confíe en que su cuerpo tiene la capacidad de auto sanarse.

4. 3 Curación Sostenible

La curación sostenible del dolor de espalda requiere más que solo el tratamiento de molestias agudas. Implica la adaptación de comportamientos y el desarrollo de estrategias a largo plazo para prevenir recaídas y mejorar la calidad de vida. Esto incluye la consideración de factores físicos, psicológicos y sociales que influyen en el proceso de curación. El dolor de espalda crónico es complejo y requiere un enfoque holístico. Las estrategias exitosas tienen en cuenta las circunstancias de vida individuales y combinan diferentes formas de terapia con cambios en el estilo de vida. Este camino puede ser desafiante, pero conduce a un manejo sostenible del dolor y a un bienestar mejorado. Siga leyendo para descubrir las bases de su curación sostenible.

La curación sostenible del dolor de espalda significa ver las recaídas como oportunidades para optimizar la estrategia de recuperación y cambiar a largo plazo el estilo de vida y la mentalidad.

Prevención de recaídas

La prevención de recaídas es crucial para la recuperación a largo plazo de los dolores de espalda. Una recaída no es un signo de fracaso de la terapia, sino una parte del proceso de recuperación [s102]. Señala la necesidad de ajustar la estrategia de tratamiento. Por ejemplo, se puede modificar la terapia actual o probar un nuevo método de tratamiento [s102]. La detección temprana de señales de advertencia es de gran importancia para una prevención exitosa de recaídas [s103]. Las recaídas a menudo ocurren debido a la ignorancia de reglas básicas y a la evitación de cambios necesarios en el estilo de vida [s103]. Terapia cognitiva y Relajación cuerpo-mente ayudan a aprender estrategias de afrontamiento saludables y, por lo tanto, a prevenir recaídas [s103]. Un paciente que integra regularmente ejercicios de estiramiento suaves en su vida diaria mejora su movilidad y fortalece los músculos de la espalda, reduciendo así el riesgo de dolor recurrente. Las recaídas ofrecen la oportunidad de analizar las causas y optimizar la estrategia de recuperación [s104]. Son parte de un proceso de aprendizaje que contribuye a un cambio de comportamiento sostenible [s104]. En lugar de considerar una recaída como un fracaso definitivo, debería ser vista como una oportunidad para mejorar las propias estrategias [s104].

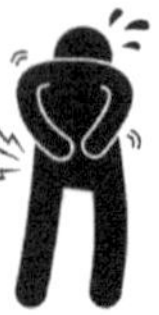

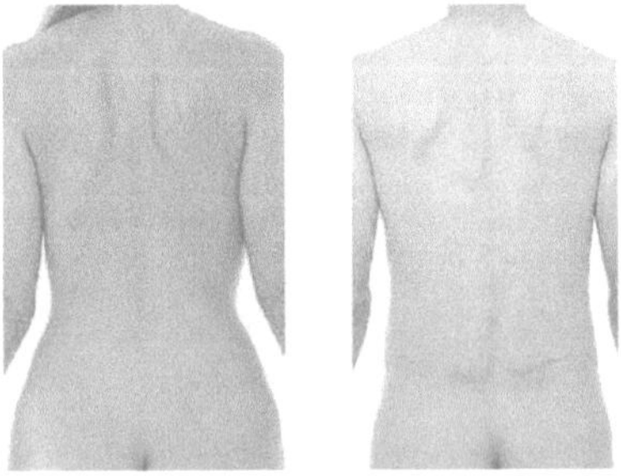

músculos de la espalda [i18]

Prevención de recaídas

Medidas que se toman para prevenir la reaparición de dolores de espalda después de un tratamiento. Se centran en estrategias a largo plazo para fortalecer la espalda y cambiar comportamientos que pueden llevar al dolor.

Relajación cuerpo-mente

Técnicas que conectan el cuerpo y la mente para reducir el estrés y promover la relajación. Ejemplos de esto son el yoga, la meditación y el tai chi. Estas prácticas pueden ayudar a liberar tensiones musculares y mejorar la tolerancia al dolor.

Terapia cognitiva

Una forma de psicoterapia que tiene como objetivo reconocer y cambiar patrones de pensamiento y comportamientos negativos que contribuyen o agravan los dolores de espalda. Ayuda a influir en la percepción del dolor y las reacciones a este.

Prevención de Recaídas de Dolor de Espalda

Comparación de Medidas Preventivas

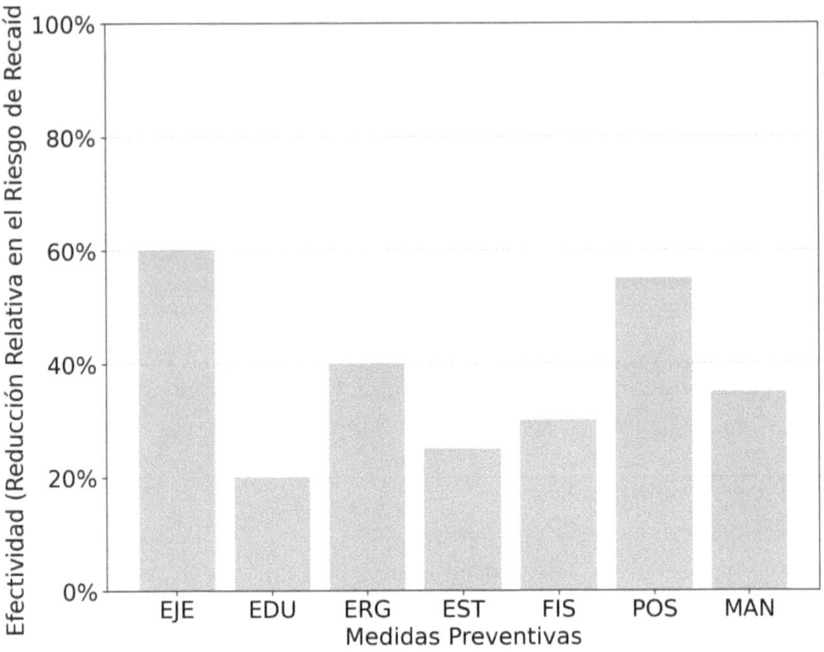

EDU: Educación sobre la Espalda

ERG: Configuración Ergonómica

FIS: Fisioterapia

POS: Postura Correcta

EJE: Ejercicio Regular

EST: Manejo del Estrés

MAN: Control de Peso

Este gráfico destaca la efectividad de diversas medidas preventivas contra la recaída del dolor de espalda. El ejercicio regular y mantener una postura correcta muestran el mayor impacto, lo que sugiere su papel crucial en la salud de la espalda a largo plazo. Si bien la orientación profesional (como la fisioterapia) es valiosa, su impacto es menos pronunciado en esta visualización, posiblemente debido a su naturaleza de tiempo limitado en comparación con hábitos arraigados como el ejercicio y la postura. Centrarse en desarrollar rutinas constantes de ejercicio y postura es probable que produzca los resultados más significativos y sostenibles para prevenir futuros problemas de espalda.

Adaptación del comportamiento

La adaptación del comportamiento en el contexto del dolor de espalda significa cambiar hábitos y patrones de pensamiento que pueden interferir con el proceso de curación o intensificar el dolor [s105]. El dolor crónico no solo se ve influenciado por factores físicos, sino también por aspectos psicosociales como el estrés, traumas previos o la calidad de las relaciones sociales [s105]. Las emociones negativas, como el miedo o los estados de ánimo depresivos, pueden intensificar la percepción del dolor, mientras que los sentimientos positivos y una actitud optimista se asocian con una menor intensidad del dolor y una mejor funcionalidad [s105]. Un aspecto importante es la autoeficacia: la creencia en la propia capacidad para manejar el dolor y contribuir activamente a la recuperación [s105]. Fortalecer esta autoeficacia es un paso central en el manejo del dolor de espalda. Además de la actitud mental, los comportamientos cotidianos también influyen en el proceso de curación. Una dieta equilibrada y el ejercicio regular, incluso en forma de suaves ejercicios de estiramiento, no solo contribuyen al control del peso, sino que también fomentan la movilidad y fortalecen los músculos de la espalda [s106]. Las técnicas de relajación pueden ayudar a reducir el estrés y la percepción del dolor [s106]. Quien sufre de dolor de espalda debe revisar su vida diaria para identificar qué actividades agravan el dolor y cuáles proporcionan alivio. En lugar de depender exclusivamente de medicamentos, es aconsejable actuar de manera preventiva y ajustar los hábitos de vida a largo plazo [s106]. Un paciente que, por ejemplo, realiza caminatas cortas y ejercicios suaves para la espalda regularmente después de un largo día de trabajo en el escritorio, puede así liberar tensiones de manera activa y fortalecer su musculatura. Este multimodale_ansatz, que combina diferentes formas de terapia y cambios en el estilo de vida, es crucial para un manejo sostenible del dolor [s106]. Es importante considerar las circunstancias de vida individuales y las enfermedades concomitantes del paciente [s106].

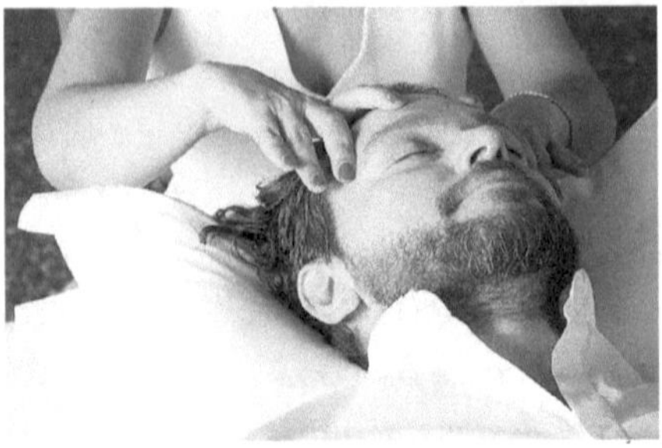

Técnicas de relajación [i19]

Bueno saber

Aspectos psicosociales

Se refieren a la interacción entre factores psicológicos y sociales. En el contexto del dolor de espalda, el estrés, el apoyo social y el bienestar emocional juegan un papel importante en el proceso de curación.

Dolor crónico

Dura durante un período prolongado y puede persistir incluso después de que la lesión o enfermedad original haya desaparecido. A menudo requiere un enfoque de tratamiento integral que considere tanto factores físicos como psicosociales.

Reducción del dolor a través del cambio de comportamiento

Correlación entre la adaptación conductual y el nivel de dolor.

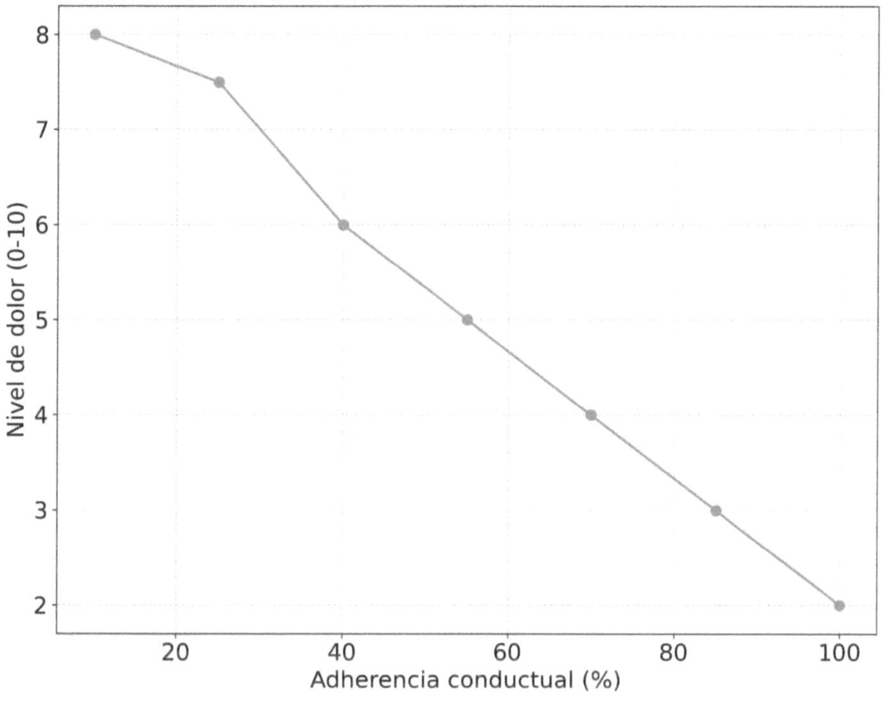

El gráfico muestra una tendencia general de disminución de los niveles de dolor a medida que aumenta la adherencia a las modificaciones conductuales prescritas. El progreso inicial puede ser lento, pero el esfuerzo constante conduce a una reducción del dolor más significativa y sostenible con el tiempo. Pueden producirse mesetas, lo que destaca la importancia de la adherencia continua y los posibles ajustes al plan de comportamiento.

Estrategias a largo plazo

Las estrategias a largo plazo para manejar el dolor de espalda se centran en cambios sostenibles en el estilo de vida y la mentalidad. El enfoque biopsicosocial ilustra las múltiples influencias sobre la percepción del dolor y las limitaciones físicas [s107]. Factores fisiológicos, psicológicos y sociales interactúan en este proceso. Así, las emociones positivas y una actitud optimista pueden influir en la percepción del dolor y mejorar la funcionalidad, actuando como un amortiguador contra los efectos negativos del dolor [s107]. Por el contrario, interacciones sociales negativas o experiencias traumáticas pueden intensificar la carga del dolor [s107]. Un paciente que, por ejemplo, recibe apoyo y comprensión en su entorno social, a menudo puede manejar el dolor mejor que alguien que se siente aislado y incomprendido. La propia creencia en la capacidad de controlar el dolor y contribuir activamente a la recuperación (autoeficacia) también es crucial para el éxito del tratamiento [s107]. Esta autoeficacia puede ser fomentada a través de diversos métodos, como la terapia cognitiva conductual o técnicas de relajación. Además de la mentalidad, también

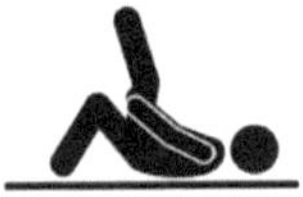

juegan un papel comportamientos concretos. El ejercicio regular, comportamientos ergonómicos en la vida diaria y una dieta equilibrada apoyan la salud física y pueden aliviar el dolor. Por ejemplo, quienes trabajan en una oficina pueden prevenir molestias mediante pausas cortas de movimiento y ajustes ergonómicos en el lugar de trabajo. Las técnicas de relajación, como la relajación muscular progresiva o los ejercicios de atención plena, ayudan a reducir el estrés, que a menudo agrava los estados de dolor. La estrategia a largo plazo consiste en considerar las necesidades individuales y las circunstancias de vida, desarrollando un enfoque personal hacia el dolor que incluya tanto aspectos físicos como psicosociales.

Enfoque biopsicosocial

Este enfoque considera el dolor de espalda no solo como un problema puramente físico, sino que también tiene en cuenta las interacciones entre factores biológicos, psicológicos y sociales que pueden contribuir a la aparición y mantenimiento del dolor. Una estrategia de tratamiento integral que considere todos estos aspectos es crucial para una curación sostenible.

Relajación muscular progresiva

En esta técnica de relajación, se tensan y relajan secuencialmente diferentes grupos musculares. Esto puede ayudar a liberar tensiones musculares que a menudo acompañan al dolor de espalda y alcanzar un estado de profunda relajación que puede influir positivamente en la percepción del dolor.

Terapia cognitiva conductual

Esta forma de terapia ayuda a identificar y cambiar patrones de pensamiento y comportamientos negativos que pueden intensificar el dolor. Apoya el desarrollo de estrategias de afrontamiento en el manejo del dolor y puede contribuir así a una reducción sostenible del dolor.

Estrategias para el manejo del dolor de espalda a largo plazo

Distribución de estrategias efectivas a largo plazo para el manejo del dolor de espalda.

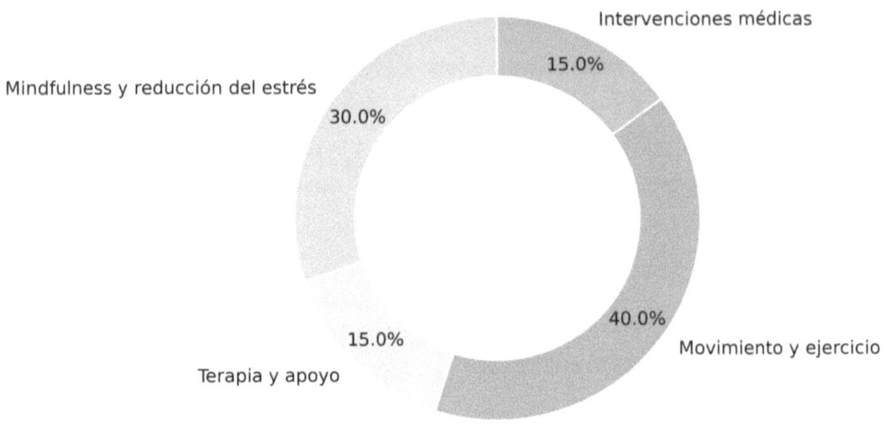

IM: Intervenciones médicas — MyE: Movimiento y ejercicio

MyRE: Mindfulness y reducción del estrés — TyA: Terapia y apoyo

El segmento más grande destaca la importancia del movimiento y el ejercicio, enfatizando su papel crucial en la recuperación y la salud de la espalda a largo plazo. La atención plena y la reducción del estrés representan una porción significativa, lo que indica el impacto de los factores psicológicos en el manejo del dolor. Las intervenciones médicas y la terapia y el apoyo juegan un papel, aunque menor, lo que demuestra la necesidad de un enfoque holístico que abarque el bienestar físico y mental.

Consejos concretos

- Conecte su respiración con el movimiento: inhale profundamente al levantar o estirarse y exhale al bajar o doblarse.
- Imagine su dolor como un objeto tangible y visualice cómo se hace más pequeño y desaparece con cada exhalación.
- Desarrolle un mantra de movimiento personal que repita durante sus ejercicios, por ejemplo, "La fuerza y la flexibilidad crecen con cada respiración".
- Cree un "kit de emergencia para el dolor" con cosas reconfortantes como una almohadilla térmica, aceites esenciales o su música favorita.
- Lleve un "diario de éxitos del dolor": anote lo que le ha proporcionado alivio para optimizar sus estrategias.
- Cambia su entorno habitual: reorganice su escritorio o redecore su dormitorio para aportar un aire fresco a su proceso de curación.
- Aprenda a entender el lenguaje de su cuerpo: preste atención a las señales sutiles de dolor y reaccione a tiempo, antes de que se intensifiquen.
- Busque un "compañero de dolor": comparta sus experiencias con una persona de confianza y motívense mutuamente.
- Desarrolle un ritual que marque el final de un episodio de dolor, como un baño relajante o una meditación.
- Considere su cuerpo como su aliado en el proceso de curación y cuídelo con atención y respeto.
- Utilice el poder de las afirmaciones positivas: dígase varias veces al día "Mi cuerpo sana, me vuelvo más fuerte".

Revisión - 4. Proceso de Curación y Alivio

El camino hacia la curación y el alivio del dolor de espalda es un proceso individual que requiere participación activa y una comprensión de las complejas interrelaciones entre el cuerpo y la mente. Después de un período de descanso adecuado, que debe ajustarse a la intensidad del dolor, es crucial un aumento gradual de la actividad. Comience con actividades aeróbicas suaves como nadar o caminar. Preste siempre atención a su umbral de dolor y aumente la intensidad y la duración del esfuerzo de manera lenta y controlada. Integre desde el principio ejercicios de estiramiento para mejorar la flexibilidad de los músculos de la espalda y liberar tensiones. Complementa su programa con entrenamiento de fuerza específico que fortalezca los músculos del tronco y estabilice la columna vertebral. Un fisioterapeuta puede ayudarle a crear un plan de entrenamiento individual y a realizar los ejercicios correctamente.

El control de su dolor de espalda requiere más que solo movimiento. Una evaluación integral del dolor, que considere sus experiencias individuales de dolor, desencadenantes y factores de alivio, es esencial. Comuníquese abiertamente con su médico o terapeuta sobre la naturaleza, localización e intensidad de su dolor. No dude en hablar también sobre sus miedos y preocupaciones. Además de la terapia farmacológica, técnicas de autoayuda como el entrenamiento en relajación, el biofeedback o la terapia cognitivo-conductual pueden ayudarle a influir activamente en su percepción del dolor y a fortalecer su autoeficacia. Integre actividades positivas en su vida diaria que le brinden alegría y le ayuden a dejar el dolor en un segundo plano.

Para prevenir recaídas, es importante analizar y ajustar sus comportamientos y hábitos a largo plazo. Preste atención a las señales de advertencia de su cuerpo y reaccione tempranamente a los cambios en la percepción del dolor. Reflexione sobre sus experiencias pasadas con el dolor de espalda y utilícelas para optimizar sus estrategias de afrontamiento. Integre comportamientos que cuiden su espalda en su vida diaria, tanto en el trabajo como en su tiempo libre. Complementa su rutina de movimiento con técnicas de relajación cuerpo-mente como el yoga o la meditación para reducir el estrés y mejorar su tolerancia al dolor.

La clave para un éxito a largo plazo radica en un enfoque holístico que considere factores físicos, psicológicos y sociales. Establezca metas realistas y concéntrese en pequeños, pero constantes, progresos. No vea las recaídas como fracasos, sino como valiosas experiencias de aprendizaje en su camino hacia una vida activa y sin dolor. Con paciencia, perseverancia y el apoyo adecuado, puede aliviar su dolor de espalda de manera sostenible y mejorar su calidad de vida.

5. Programas de Ejercicios Específicos

¿Quién no conoce la sensación de que la espalda duele de nuevo y se pregunta qué ejercicios realmente ayudan? La combinación adecuada de movimientos específicos puede marcar la diferencia decisiva entre molestias persistentes y una mejora duradera. Un programa de ejercicios bien pensado tiene en cuenta tanto las necesidades individuales como los hallazgos científicos sobre la salud de la espalda. Este capítulo le mostrará paso a paso cómo construir su programa de entrenamiento personal e integrarlo de manera óptima en su vida diaria. Descubramos juntos qué ejercicios específicos fortalecerán su espalda de manera sostenible.

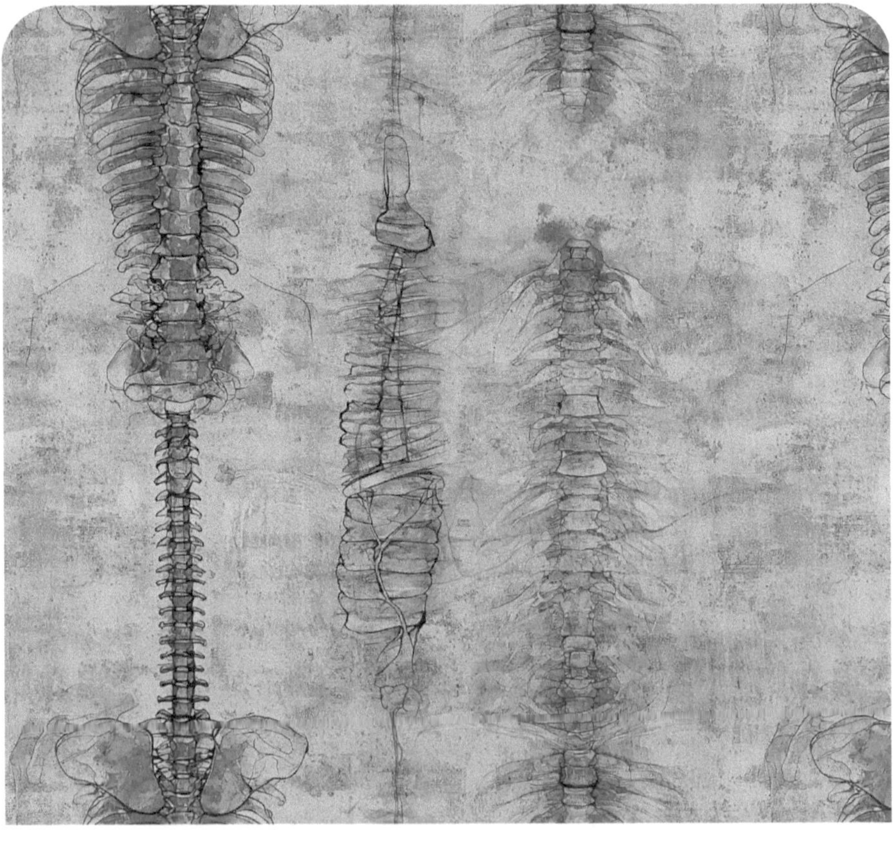

5. 1 Ejercicios de Fortalecimiento

La estabilización del tronco es esencial para una espalda sana. Las deficiencias en la musculatura local y global del tronco pueden causar dolor y limitaciones en el movimiento. Los ejercicios de fortalecimiento abordan estos problemas y mejoran el control neuromuscular. Este capítulo presenta programas de ejercicios específicos que pueden utilizarse tanto para la prevención como para el alivio de molestias lumbares y dolores de espalda. Aprenderá cómo el entrenamiento específico mejora la estabilidad de su columna vertebral y aumenta su calidad de vida. Descubra ahora ejercicios efectivos para una espalda fuerte y sin dolor.

El entrenamiento específico de la musculatura profunda, especialmente en combinación con ejercicios funcionales, mejora la estabilidad y reduce de manera sostenible el dolor de espalda.

Estabilización del tronco

La estabilización del tronco describe la capacidad de controlar la columna vertebral y moverla dentro de sus límites naturales. Esta habilidad se basa en una compleja interacción de estructuras pasivas (por ejemplo, ligamentos), musculatura activa y control neuronal [s108]. En términos simples, un tronco estable permite una óptima transmisión de fuerza y protege la columna vertebral de sobrecargas. La musculatura del tronco se puede dividir en músculos locales y globales [s108]. Los músculos locales, como el *Transversus abdominis* y los *Multifidi*, se encuentran en profundidad y estabilizan directamente la columna vertebral. Los músculos globales, como el *Rectus abdominis* (músculo abdominal recto) y los extensores de la espalda, permiten movimientos más amplios. En caso de dolor de espalda, estos patrones de reclutamiento a menudo se ven alterados, lo que afecta la estabilidad [s108]. Por ejemplo, levantar un objeto ligero puede causar dolor si los músculos locales no se activan correctamente. Los ejercicios de estabilización del tronco tienen como objetivo corregir estos desequilibrios y mejorar el control neuromuscular [s109]. Estudios demuestran que el entrenamiento específico de la musculatura profunda, especialmente del *Transversus abdominis* y los *Multifidi*, conduce a una reducción significativa del dolor y a una mejora de la funcionalidad en casos de dolor de espalda crónico [s109] [s110]. Este entrenamiento se puede realizar con ejercicios simples, sin necesidad de equipos especiales, lo que lo hace adecuado para practicar en casa [s110]. Además de aliviar el dolor, los ejercicios de estabilización del tronco también mejoran la propriocepción, el equilibrio y la fuerza muscular [s111]. Esto no solo mejora la estabilidad de la columna vertebral, sino que también reduce el miedo al movimiento [s111]. Además, los ejercicios de estabilización del tronco aumentan la movilidad del tronco, especialmente la flexión y la extensión en el plano sagital, y mejoran la calidad de vida [s112]. Por lo tanto, estos ejercicios deberían integrarse en los programas de rehabilitación [s112]. También son relevantes para los atletas. Mejoran la resistencia del tronco, la fuerza de la cadera y la cinemática de la

rodilla, lo que puede reducir el riesgo de lesiones, especialmente durante aterrizajes [s113]. Por lo tanto, los atletas deberían integrar estos ejercicios en sus rutinas de calentamiento [s113]. Los ejercicios de estabilización del tronco pueden considerarse un método rentable para tratar el dolor de espalda, ayudando a los pacientes a gestionar sus síntomas de manera autónoma y reduciendo la dependencia de los proveedores de atención médica [s114].

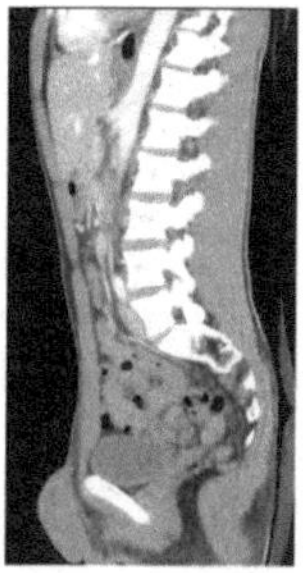

Plano Sagital [i20]

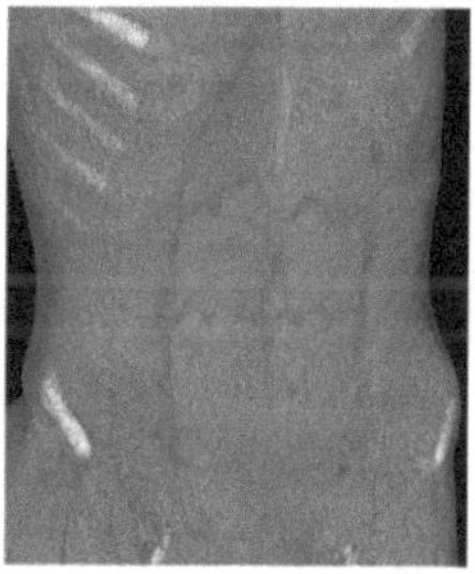

Recto abdominal [i21]

Ejercicios de estabilización del tronco

Los ejercicios de estabilización del tronco tienen como objetivo fortalecer los músculos alrededor de la columna vertebral y mejorar la estabilidad del tronco. Esto puede ayudar a reducir el dolor de espalda y optimizar la postura.

movilidad del tronco

La movilidad del tronco (movilidad del tronco) juega un papel importante en la condición física general y puede mejorarse mediante ejercicios específicos, lo que puede contribuir a la reducción del dolor de espalda.

plano sagital

El plano sagital se refiere al plano de movimiento que divide el cuerpo en izquierda y derecha. Los ejercicios en el plano sagital, como las flexiones hacia adelante y las extensiones hacia atrás, son importantes para la movilidad de la columna vertebral.

Rectus abdominis

El Rectus abdominis, también conocido como músculo abdominal recto, es un músculo global que participa en los movimientos del tronco y apoya la estabilidad de la columna vertebral a través de un entrenamiento específico.

Eficacia de la estabilización del tronco

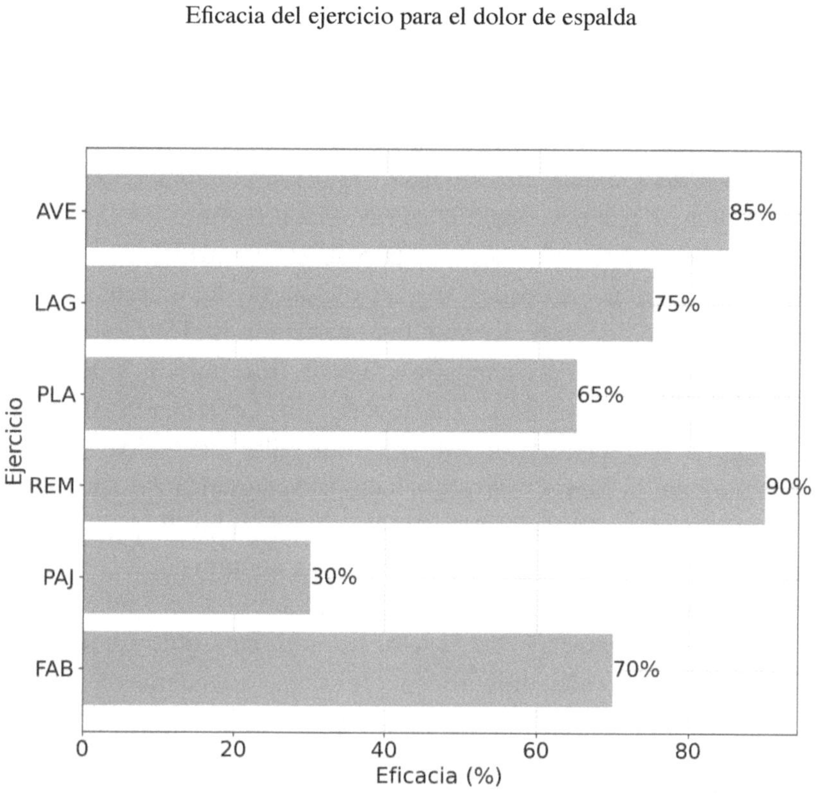

AVE: Ave perro

LAG: Lagartijas

PLA: Plancha

FAB: Flexiones Abdominales

PAJ: Plancha de Antebrazos con Rodillas al Pecho (PAJ)

REM: Remo

El diagrama de barras horizontal muestra la eficacia de varios ejercicios de fortalecimiento para la estabilización del tronco. Ejercicios como la plancha y la plancha lateral muestran una alta eficacia, mientras que los abdominales parecen ser menos eficaces para la estabilización del tronco y, por lo tanto, para la prevención/alivio del dolor de espalda.

Musculatura profunda

La musculatura profunda, compuesta por pequeños músculos profundos a lo largo de la columna vertebral, desempeña un papel crucial en la estabilidad y función de la espalda. A diferencia de los músculos superficiales, que son responsables de grandes movimientos, esta musculatura profunda actúa más en segundo plano y estabiliza la columna durante los movimientos cotidianos. Un entrenamiento específico de estos músculos puede influir positivamente en los patrones de activación de la musculatura y así mejorar la estabilidad de la columna vertebral [s115]. Esto significa que, a través de un entrenamiento regular, los músculos aprenden a activarse en los momentos adecuados, proporcionando un soporte óptimo a la columna. Estudios muestran que ejercicios específicos pueden mejorar la activación consciente y automática de los músculos abdominales, en particular del transversus abdominis [s115]. Esto tiene un efecto positivo en la estabilización de la columna y puede prevenir o aliviar el dolor de espalda. Un ejemplo de un ejercicio de este tipo es la contracción consciente del suelo pélvico en combinación con la retracción del abdomen, mientras se levantan las piernas en posición supina. Es importante realizar el movimiento de manera lenta y controlada, prestando atención a una respiración correcta. Aunque los efectos terapéuticos de los ejercicios de estabilización no siempre se pueden atribuir directamente a cambios específicos en la función de la musculatura profunda, los estudios han encontrado un aumento significativo en la activación voluntaria del transversus abdominis después de un programa de entrenamiento de 9 semanas [s116]. Esto sugiere que, además de las adaptaciones fisiológicas, factores psicológicos, como la reducción de la catastrofización del dolor, pueden desempeñar un papel importante en la mejora de los síntomas [s116]. A través del entrenamiento de la musculatura profunda, no solo se mejora la estabilidad, sino que también se entrena la percepción corporal y la conciencia de los

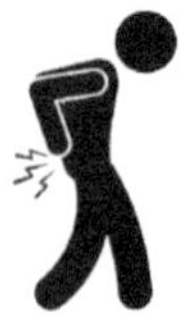

propios movimientos, lo que a largo plazo puede contribuir a una mejor postura y a una reducción del dolor de espalda.

Bueno saber

Catastrofización del dolor

La catastrofización del dolor describe la tendencia a evaluar y temer el dolor de manera excesivamente negativa. Esto puede intensificar la percepción del dolor y afectar la recuperación. El entrenamiento puede ayudar a reducir esta evaluación negativa.

Patrones de activación

Los patrones de activación describen cómo diferentes músculos trabajan juntos para realizar movimientos y estabilizar la columna vertebral. Un patrón de activación óptimo asegura una carga uniforme y previene posturas incorrectas.

Transversus abdominis

El transversus abdominis es una parte importante de la musculatura profunda y desempeña un papel crucial en la estabilización de la región lumbo-pélvica. Su fortalecimiento mejora la estabilidad del tronco y puede prevenir el dolor de espalda.

Ejercicios de Musculatura Profunda para el Dolor de Espalda

Eficacia, duración e intensidad de los ejercicios de musculatura profunda para el alivio del dolor de espalda.

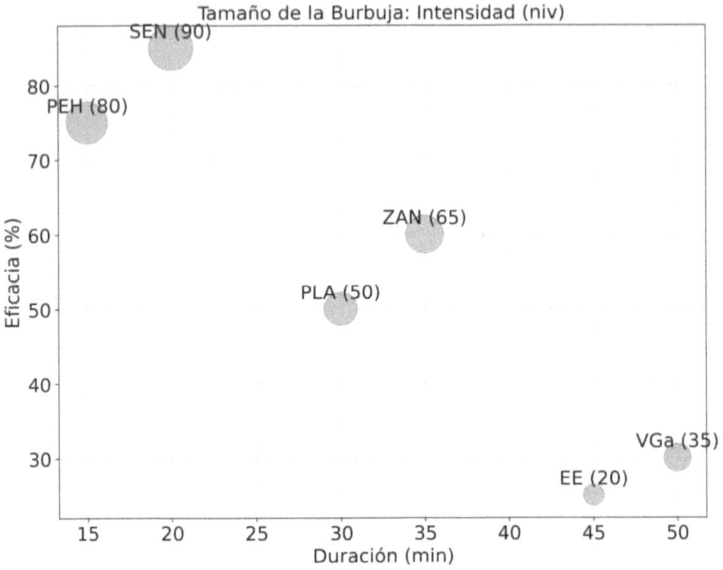

Blasengröße: Intensidad (niv)

EE: Estiramientos de Espalda

PLA: Plancha

VGa: Postura Gato-Vaca

PEH: Puentes de Cadera

SEN: Sentadillas

ZAN: Zancadas

Los ejercicios de mayor intensidad, aunque requieren menos tiempo, muestran una fuerte correlación con la eficacia para aliviar el dolor de espalda. Los ejercicios de intensidad moderada, a pesar de tener una mayor duración, demuestran una menor eficacia. Los ejercicios de baja intensidad, aunque requieren mucho tiempo, tienen un impacto mínimo en el dolor de espalda. Esto sugiere que centrarse en ejercicios de mayor intensidad puede ser un enfoque más eficiente para el control del dolor de espalda.

Entrenamiento funcional

El entrenamiento funcional tiene como objetivo mejorar los patrones de movimiento necesarios en la vida diaria o en el deporte. Se centra menos en grupos musculares aislados y más en la activación coordinada de varios músculos para movimientos complejos. Este principio de entrenamiento no solo aumenta la fuerza y la resistencia, sino que también mejora el equilibrio, la coordinación y la flexibilidad [s117]. Al fortalecer la musculatura, se facilitan actividades cotidianas, como subir escaleras o levantar objetos [s117]. Un entrenamiento combinado de ejercicios de fortalecimiento y caminatas resulta ser especialmente eficaz para aliviar el dolor en comparación con el entrenamiento de fuerza puro [s118]. Además, el entrenamiento de fuerza puede contribuir a la reducción de la grasa corporal, lo que también puede tener efectos positivos sobre el dolor de espalda [s118]. Para garantizar la motivación y la efectividad del entrenamiento, los programas deben variar y ajustarse regularmente [s118]. Un ejemplo de esto sería realizar los ejercicios con pesas o bandas de resistencia, comenzando los principiantes con resistencias bajas y aumentándolas gradualmente [s117]. Es importante respirar de manera regular y profunda durante el entrenamiento [s117]. Así, el entrenamiento funcional ofrece un enfoque integral para mejorar el rendimiento físico y aliviar el dolor de espalda. Apoya la realización de tareas cotidianas y promueve la salud general. El entrenamiento funcional puede contribuir especialmente a que las personas mayores ralentizen la pérdida de masa muscular y fuerza relacionada con la edad, conocida como sarcopenia [s119]. Esto tiene un efecto positivo en la movilidad y la independencia en la vida diaria. Los ejercicios de resistencia, como el levantamiento de pesas o el uso de bandas de resistencia, desafían la musculatura y fomentan el desarrollo muscular [s119]. Además del fortalecimiento, el entrenamiento funcional también tiene efectos positivos sobre el metabolismo y puede contrarrestar el sobrepeso en la vejez [s119]. Los entrenamientos en grupo pueden fomentar la motivación y la interacción social, lo que apoya la participación a largo plazo en programas de entrenamiento [s119]. Al diseñar el entrenamiento funcional, es esencial una adaptación individual a las necesidades del entrenado [s120]. Factores como la edad, el sexo, la historia médica y los objetivos de entrenamiento influyen en la selección y la intensidad de los ejercicios. En la rehabilitación tras lesiones o enfermedades, el entrenamiento comienza con baja intensidad y se incrementa gradualmente hacia el entrenamiento de fuerza y rendimiento [s120]. Los ejercicios multiarticulares, que involucran varios grupos musculares simultáneamente, son especialmente efectivos para la salud muscular y ósea [s120]. La disponibilidad de equipos de entrenamiento y la frecuencia de entrenamiento también deben considerarse en la planificación [s120]. Aunque el entrenamiento funcional puede reducir la percepción del dolor en casos de dolor crónico, la efectividad varía según el tipo e intensidad de los ejercicios [s121]. Se necesita más investigación con muestras más grandes y períodos de estudio más largos para evaluar de manera más completa la efectividad del entrenamiento funcional [s121].

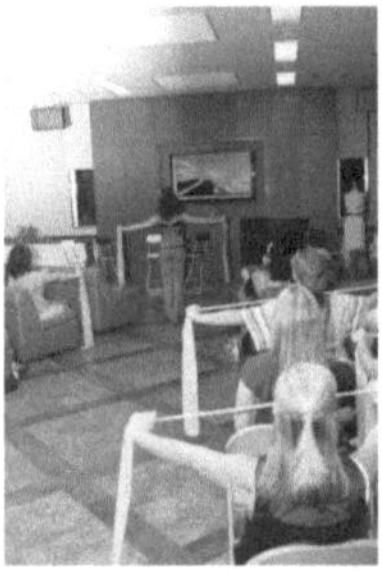

Bandas de resistencia [i22]

Bueno saber

Ejercicios de resistencia

Los ejercicios de resistencia, como el uso de pesas o bandas de resistencia, aumentan la carga sobre los músculos y así estimulan el crecimiento muscular y el desarrollo de la fuerza. Son una parte central del entrenamiento funcional para fortalecer la espalda.

Ejercicios multiarticulares

Los ejercicios multiarticulares involucran varias articulaciones y grupos musculares al mismo tiempo, lo que los hace especialmente efectivos para desarrollar fuerza y estabilidad en la espalda. Ejemplos de esto son las sentadillas o el peso muerto.

Sarcopenia

La sarcopenia describe la pérdida de masa muscular y fuerza relacionada con la edad, que puede llevar a limitaciones en el movimiento y un mayor riesgo de caídas. Un entrenamiento específico puede contrarrestar este proceso.

Componentes del entrenamiento funcional para el dolor de espalda

Distribución de los ejercicios dentro de un programa de entrenamiento funcional diseñado para aliviar el dolor de espalda.

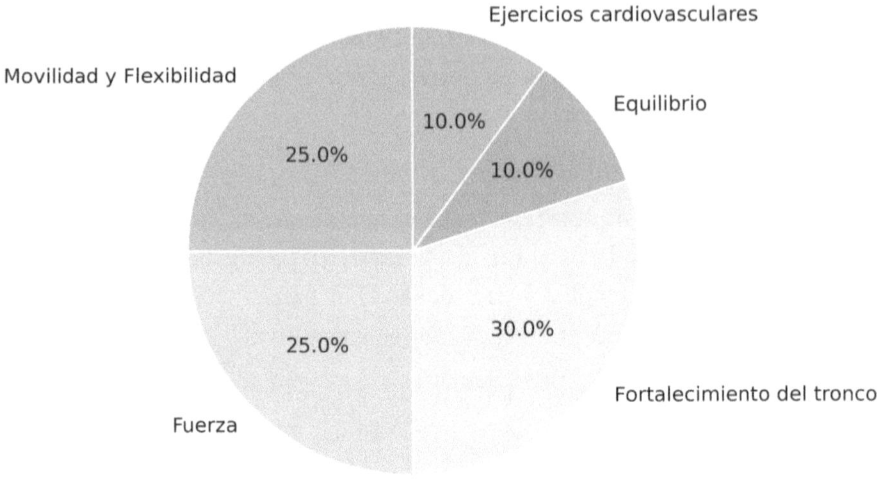

BAL: Equilibrio (p. ej., postura de una sola pierna, postura del árbol)

CAR: Ejercicios cardiovasculares (p. ej., caminar, nadar)

COR: Fortalecimiento del tronco (p. ej., plancha, pájaro-perro)

MOB: Movilidad y Flexibilidad (p. ej., gato-vaca, estiramientos de isquiotibiales)

STR: Fuerza (p. ej., sentadillas, remos)

Este gráfico destaca la importancia de un enfoque equilibrado del entrenamiento funcional para el dolor de espalda. El fortalecimiento del tronco constituye la base, enfatizando su papel crucial en la estabilidad de la columna. Los ejercicios de movilidad y flexibilidad son vitales para mejorar el rango de movimiento y reducir la rigidez, mientras que el entrenamiento de fuerza se centra en la construcción de músculos de soporte. El entrenamiento del equilibrio mejora la propiocepción y la conciencia corporal, lo que contribuye a la prevención de lesiones. La inclusión de ejercicios cardiovasculares mejora la condición física y la resistencia en general, lo que puede beneficiar indirectamente la salud de la espalda.

Consejos concretos

- Utilice los escalones para ejercicios de fortalecimiento cortos e intensos, como elevaciones de talones o zancadas.
- Transforme los tiempos de espera en la parada de autobús o en el supermercado en mini sesiones de entrenamiento, tensando los músculos de las piernas y los glúteos.
- Incorpore sprints cortos o tramos en subida mientras camina para aumentar la intensidad y desafiar sus músculos de las piernas.
- Lleve sus compras en una cesta en lugar de un carrito para entrenar sus músculos de los brazos y los hombros.
- Utilice botellas de agua o libros como pesas para ejercicios de fortalecimiento en casa.
- Haga que sus pausas publicitarias sean activas, realizando flexiones, sentadillas o abdominales durante los anuncios.
- Desafíese a sí mismo incorporando un nuevo ejercicio de fortalecimiento a su programa cada semana.
- Varíe la ejecución de sus ejercicios, realizando, por ejemplo, sentadillas con una pierna o flexiones con las manos elevadas.
- Visualice los músculos que está trabajando durante sus ejercicios y sienta la fuerza en su cuerpo.
- Recompénsese por realizar regularmente ejercicios de fortalecimiento con una actividad que le brinde placer.

5. 2 Ejercicios de Movilización

Las limitaciones de movimiento y el dolor en la zona lumbar restringen considerablemente la calidad de vida. Los ejercicios de movilización ofrecen un enfoque prometedor, ya que actúan de manera específica sobre los músculos, tendones y ligamentos de la columna vertebral. Esto no solo mejora la movilidad, sino que también activa la musculatura estabilizadora, lo cual es crucial para una espalda sana y sin dolor. La correcta activación de la musculatura profunda y el aumento de la flexibilidad juegan un papel central en la prevención y tratamiento de las molestias lumbares. Un programa de ejercicios específico que considere diversas direcciones y posiciones de movimiento puede mejorar notablemente la funcionalidad en la vida diaria y reducir el dolor. Descubra en este capítulo cómo, a través de ejercicios de movilización específicos, puede fortalecer su musculatura de la espalda, mejorar su movilidad y prevenir eficazmente el dolor lumbar.

Los ejercicios de movilización efectivos para la espalda requieren un enfoque progresivo que va desde la activación de la musculatura profunda, pasando por ejercicios de estabilización, hasta actividades dinámicas, e integra tanto mecanismos de control pasivos como activos y neuronales.

Movilización de la columna vertebral

La movilización de la columna vertebral incluye ejercicios específicos que mejoran la movilidad y flexibilidad de la columna. Estos ejercicios afectan a los músculos, tendones y ligamentos de la espalda, lo que aumenta la libertad de movimiento y apoya la funcionalidad en la vida diaria [s122]. La mayor flexibilidad mejora la movilidad de las articulaciones y facilita la realización de actividades cotidianas. Un aspecto importante es la activación de la musculatura profunda y estabilizadora, entre otros, del Multifidus y del transversus_abdominis [s123]. La correcta activación de estos músculos es crucial para proteger la columna y evitar el dolor. Un programa específico puede aumentar la estabilidad de la columna y entrenar los patrones motores correctos, lo que puede contribuir a la reducción del dolor de espalda [s122]. La integración de sistemas de control pasivos, activos y neuronales es esencial para una movilización efectiva de la columna [s124]. La construcción de un programa de ejercicios debe ser progresiva. Primero, se debe concentrar en la activación de la musculatura local, seguida de ejercicios de estabilización y, finalmente, actividades dinámico-funcionales. Los ejercicios deben realizarse en diferentes posiciones y direcciones de movimiento para mejorar de manera integral la estabilidad del núcleo [s124]. El entrenamiento de estabilización del núcleo puede mejorar la movilidad del tronco y la calidad de vida de los pacientes [s125]. Los estudios muestran mejoras significativas en la discapacidad del tronco y la movilidad funcional en comparación con terapias convencionales, especialmente en la movilidad sagital del tronco [s125]. Los ejercicios de estabilización isométricos también pueden ser utilizados en pacientes con metástasis en la columna en el contexto de una radioterapia paliativa-analgésica [s126]. Un estudio mostró que la dosis de ejercicio y la fuerza muscular específica aumentaron significativamente a lo largo del entrenamiento, aunque a menudo eran necesarios ajustes en los ejercicios debido a dolor, debilidad o inmovilidad [s126]. La combinación de ejercicios de movilización y estabilización mejora demostrablemente la fuerza muscular y la movilidad de la columna en pacientes con dolor de espalda crónico [s127]. La flexibilidad de la columna y, por ende, la movilidad aumentaron significativamente a través de la movilización [s127]. Un programa de entrenamiento constante puede ayudar a corregir una activación retrasada de los músculos profundos, lo que puede prevenir recaídas y dolores crónicos [s123]. Así, mediante un entrenamiento regular que promueva la estabilidad segmentaria, se puede contrarrestar el dolor de espalda incluso sin defectos estructurales [s123]. Un ejercicio para estabilizar la columna lumbar es el puente de espalda, donde se está en posición supina, se flexionan las rodillas, se colocan los pies planos en el suelo y se levanta la pelvis hasta que el cuerpo y los muslos formen una línea recta. Mantener esta posición durante unos segundos y repetir el ejercicio varias veces.

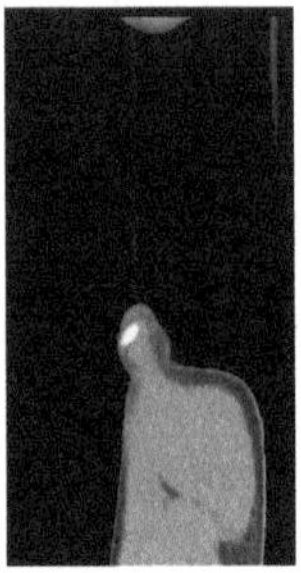

Sagital [i23]

Bueno saber

Estabilidad del núcleo

La estabilidad del núcleo se refiere a la capacidad de la musculatura del tronco para estabilizar la columna vertebral. Una buena estabilidad del núcleo es importante para una postura corporal saludable y puede reducir el dolor de espalda.

Isométrico

Los ejercicios isométricos son ejercicios estáticos en los que los músculos se contraen sin que se produzca movimiento. Son especialmente útiles para fortalecer los músculos y mejorar la estabilidad sin cargar las articulaciones.

Metástasis en la columna

Las metástasis en la columna son depósitos de células cancerosas en la columna vertebral. Pueden causar dolor e inestabilidad y requieren ejercicios específicos para la estabilización.

Paliativo-analgésico

Paliativo-analgésico significa que el tratamiento tiene como objetivo aliviar el dolor y mejorar la calidad de vida sin curar la enfermedad. En el contexto de las metástasis en la columna, los ejercicios isométricos pueden ser utilizados de manera paliativo-analgésica.

Eficacia de las técnicas de movilización espinal

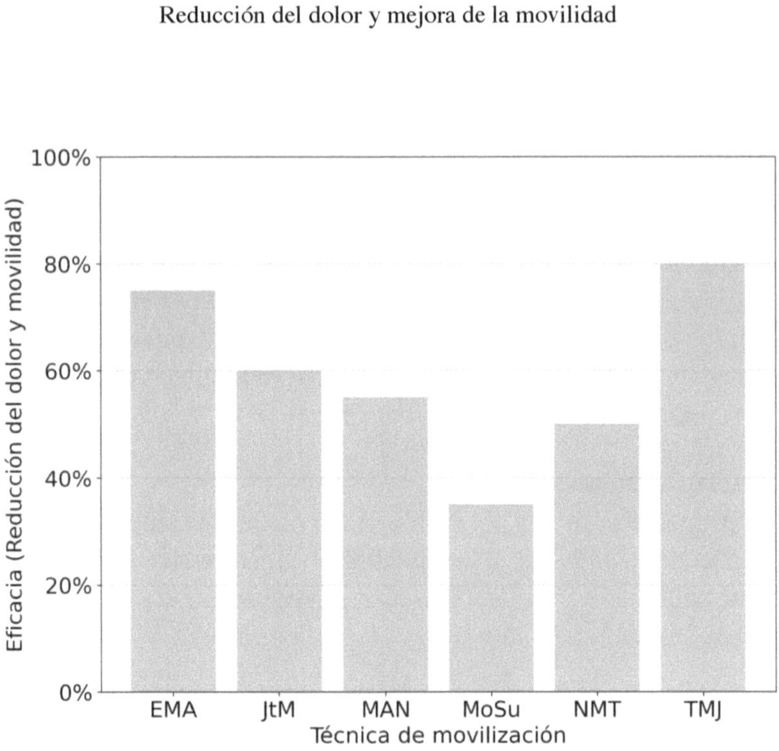

EMA: Energía Muscular

JtM: Movilización articular

MAN: Técnica Neuromuscular

MoSu: Automovilización

NMT: Movilización de tejidos blandos

TMJ: Manipulación de empuje

Este gráfico ilustra la eficacia relativa de diferentes técnicas de movilización espinal para reducir el dolor y mejorar la movilidad. Si bien la automovilización muestra una mejora moderada, las técnicas realizadas por un quiropráctico o fisioterapeuta tienden a producir resultados significativamente mejores. Específicamente, las técnicas de manipulación de empuje y energía muscular demuestran el mayor potencial para la reducción del dolor y la mejora de la movilidad. Esto sugiere que la intervención profesional puede ser más eficaz para ciertas afecciones de dolor de espalda.

Movilidad articular

La movilidad articular, definida por el rango de movimiento (ROM) en articulaciones sinoviales, influye significativamente en nuestra capacidad funcional. [s128] A medida que envejecemos, la movilidad en las articulaciones disminuye, variando esta disminución según la articulación. [s129] Así, la movilidad de los codos y las rodillas tiende a mantenerse mejor en la vejez que la de los hombros y el tronco. [s129] Las diferencias de género también juegan un papel: las mujeres presentan una disminución de la flexibilidad más lenta en comparación con los hombres. [s129] La flexibilidad se determina mediante pruebas que evalúan el rango de movimiento pasivo máximo en diferentes movimientos. [s129] Los ejercicios de estiramiento tienen como objetivo aumentar la longitud de la unidad músculo-tendón y, por ende, mejorar la movilidad articular. [s128] Diversos métodos de estiramiento, incluidos los estáticos, dinámicos y estiramientos precontráctiles, pueden mejorar la flexibilidad de manera efectiva. [s128] El estiramiento estático a menudo conduce a un aumento del ROM, siendo el mayor cambio entre 15 y 30 segundos de estiramiento. [s128] Los estiramientos precontráctiles, como la Facilitación Neuromuscular Propioceptiva (PNF), pueden provocar aumentos más significativos en la movilidad articular a corto plazo y son a menudo más efectivos que el estiramiento estático. [s128] El entrenamiento de resistencia de alta intensidad también puede mejorar significativamente la movilidad articular y la función física en pacientes con artritis reumatoide. [s130] La movilización regular mantiene la salud articular y puede reducir las molestias en la artritis reumatoide. [s130] El entrenamiento de fuerza también puede mejorar el rango de movimiento, entre otras cosas, mediante la elongación de los músculos y una optimización de la coactivación de agonistas y antagonistas. [s131] Los estudios demuestran la efectividad del entrenamiento de fuerza y el estiramiento para mejorar el ROM, con resultados que varían según el grupo de personas y el plan de entrenamiento. [s131] Quien desee mejorar su movilidad en la articulación de la cadera puede realizar, por ejemplo, el ejercicio de "estiramiento de flexores de cadera": en posición de zancada, bajar la rodilla trasera hacia el suelo, mantener el torso erguido y empujar ligeramente la pelvis hacia adelante hasta sentir un estiramiento en la ingle y el muslo de la pierna trasera. Mantener esta posición durante 20-30 segundos y repetir el ejercicio varias veces.

Bueno saber

Articulaciones sinoviales

Las articulaciones sinoviales son las articulaciones más móviles del cuerpo y son especialmente importantes para los ejercicios de movilización. Contienen líquido sinovial, que lubrica las articulaciones y permite movimientos suaves. En caso de dolor de espalda, ejercicios específicos pueden mejorar la función de las articulaciones sinoviales en la espalda.

Estiramiento estático

El estiramiento estático es un método de estiramiento en el que se mantiene una posición durante un tiempo determinado para alargar los músculos. Este método puede mejorar la flexibilidad y es especialmente útil en el tratamiento del dolor de espalda, ya que relaja los músculos tensos.

Estiramientos precontráctiles

Los estiramientos precontráctiles utilizan el reflejo del sistema nervioso para relajar los músculos y intensificar el estiramiento. Este método puede mejorar rápidamente la flexibilidad y es especialmente útil en el tratamiento del dolor de espalda causado por tensiones musculares.

Movilidad Articular vs. Dolor de Espalda

Correlación entre la movilidad articular y la reducción del dolor de espalda después de los ejercicios de movilización.

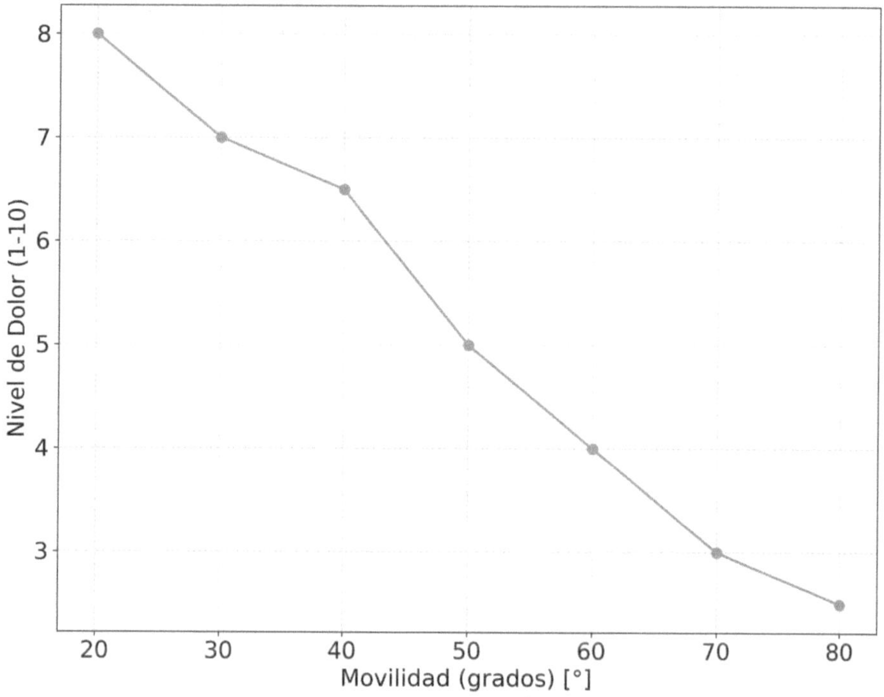

El gráfico indica una tendencia general de disminución de los niveles de dolor de espalda a medida que mejora la movilidad articular. Si bien las respuestas individuales varían, los datos sugieren que una mayor movilidad a través de ejercicios específicos puede ser beneficiosa para controlar el dolor de espalda. Se necesita más investigación para establecer una relación causal y explorar estrategias de ejercicio óptimas para diferentes individuos.

Entrenamiento fascial

Las fascias, el tejido conectivo en red que envuelve músculos, huesos y órganos, influyen en la movilidad y función del cuerpo. Una disminución de la capacidad de deslizamiento de las fascias puede llevar a limitaciones de movimiento y dolor [s132]. El entrenamiento fascial tiene como objetivo mejorar la elasticidad y deslizabilidad de las fascias, optimizando así la función muscular. Especialmente, la movilidad de las fascias a lo largo de las llamadas superficies de corte – aquellas capas donde las fascias se deslizan unas sobre otras – es importante para la movilidad muscular [s132]. Esta puede verse afectada, por ejemplo, por lesiones con posterior formación de cicatrices o por posturas incorrectas persistentes. El entrenamiento fascial puede contrarrestar esto mediante ejercicios y técnicas específicas, restaurando la movilidad. Un ejemplo de esto es la aplicación de un rodillo de fascia en la parte externa del muslo, donde el rodado lento y la presión puntual pueden liberar tensiones y reorganizar la estructura de las fascias. La importancia de las fascias para la percepción corporal – la propriocepción – está siendo cada vez más investigada [s132]. Las fascias contienen numerosos receptores sensoriales que envían información sobre el movimiento y la posición del cuerpo al cerebro. Por lo tanto, una interacción óptima entre músculos y fascias no solo es relevante para la libertad de movimiento, sino también para la capacidad coordinativa y la prevención de lesiones. Se recomienda la integración del entrenamiento fascial en programas de tratamiento para el dolor de espalda, especialmente en casos de dolores miofasciales [s133]. Dado que la estructura miofascial juega un papel importante en el dolor de espalda, especialmente en personas mayores [s133], el entrenamiento específico puede ayudar a mejorar la flexibilidad y movilidad, así como a reducir el dolor.

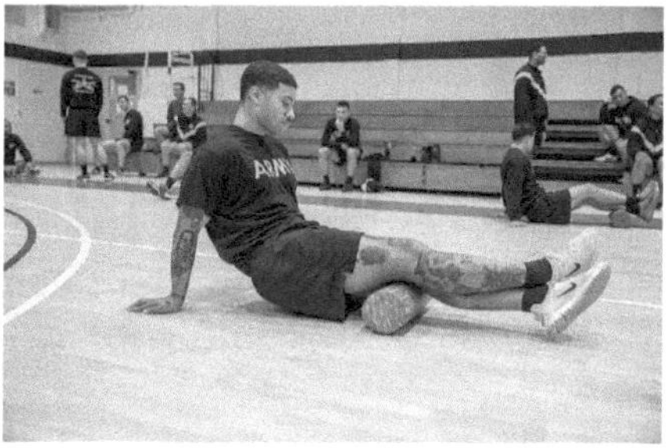

rodillo de fascia [i24]

Bueno saber

Entrenamiento fascial

El entrenamiento fascial incluye ejercicios y técnicas específicas que buscan mejorar la elasticidad y capacidad de deslizamiento de las fascias. Esto puede ayudar a aliviar el dolor, aumentar la movilidad y mejorar la percepción corporal. Puede realizarse con o sin herramientas como rodillos de fascia.

Propriocepción

La propriocepción, también conocida como sensibilidad profunda, es la capacidad del cuerpo para percibir la posición y movimiento de las articulaciones y músculos en el espacio. Las fascias juegan un papel importante en la propriocepción, ya que contienen numerosos receptores sensoriales que envían información al cerebro. Una buena propriocepción es crucial para la coordinación, el equilibrio y la prevención de lesiones.

Superficies de corte

Las superficies de corte se refieren a las capas donde las fascias se deslizan unas sobre otras. Un movimiento fluido de las fascias a lo largo de estas superficies es importante para la movilidad. Las limitaciones en las superficies de corte pueden llevar a restricciones de movimiento y dolor.

Distribución de ejercicios de fascia para el dolor de espalda

Distribución de ejercicios de fascia para el alivio del dolor de espalda.

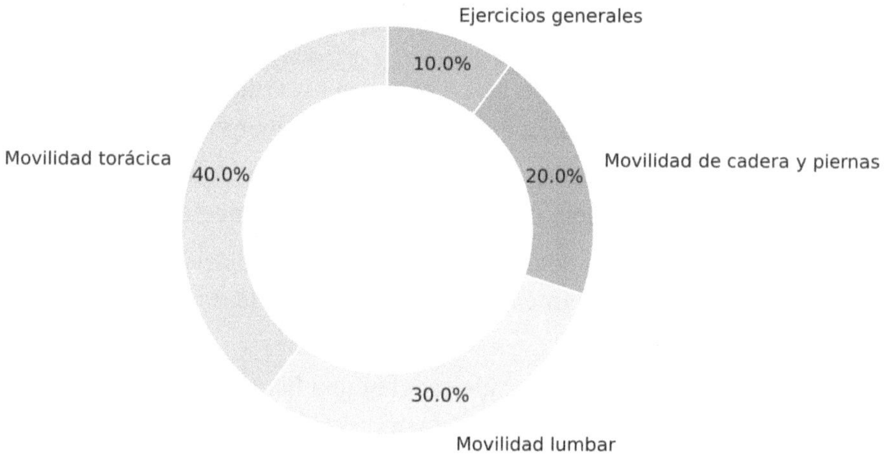

EGE: Ejercicios generales de liberación fascial

MCL: Movilidad de cadera y piernas

MOL: Movilidad lumbar

TOR: Movilidad torácica

La visualización destaca el enfoque en la movilidad de la columna torácica (TOR) en comparación con la columna lumbar (LUM) o los ejercicios generales. Esto sugiere que la movilidad torácica es crucial para abordar el dolor de espalda y puede ser un área objetivo principal para el entrenamiento de la fascia.

Consejos concretos

- Integra movimientos rítmicos como círculos de cadera o círculos de brazos en tus ejercicios de movilización para fomentar el flujo del movimiento.
- Varía la superficie de tus ejercicios: entrena descalzo sobre una colchoneta suave o en un terreno irregular para entrenar tu propriocepción.
- Conecta tus ejercicios de movilización con tu respiración: respira conscientemente en las áreas que deseas movilizar para profundizar el estiramiento.
- Imagina en cada ejercicio cómo se abren tus articulaciones y cómo la energía puede fluir libremente a través de tu cuerpo.
- Desarrolla una sensación del movimiento de tu columna vertebral moviéndola de manera ondulante, como una serpiente.
- Incorpora ejercicios de movilización en tu vida diaria: estírate en la cama por la mañana antes de levantarte o estírate mientras te cepillas los dientes.
- Aprovecha el poder de la música: crea una lista de reproducción con música rítmica que te acompañe y motive durante tus ejercicios de movilización.
- Entrena tu flexibilidad de manera lúdica: inspírate en los animales y imita sus movimientos, como los movimientos ágiles de un gato.
- Busca un compañero de entrenamiento con quien puedas realizar ejercicios de movilización y motivarse mutuamente.
- Reflexiona después de cada sesión de ejercicios sobre cómo se siente tu cuerpo y qué cambios positivos percibes.

Revisión - 5. Programas de Ejercicios Específicos

Un programa de ejercicios específico es la clave para aliviar y prevenir el dolor de espalda. No se trata solo de fortalecer los músculos, sino también de mejorar la movilidad, la coordinación y la percepción corporal. Un enfoque holístico que considere los diferentes aspectos de la salud de la espalda es crucial para su éxito. Comience fortaleciendo su musculatura profunda, el fundamento para una columna vertebral estable. Ejercicios como la plancha o el puente activan los músculos profundos y mejoran la estabilidad en la vida diaria. Preste atención a una correcta ejecución y aumente la intensidad gradualmente. Integre estos ejercicios regularmente en su rutina diaria, por ejemplo, por la mañana al levantarse o por la noche antes de dormir.

Además de la estabilidad, la movilidad de su columna vertebral juega un papel importante. Ejercicios de movilización específicos, como la postura de gato-vaca o rotaciones suaves, fomentan la movilidad de las articulaciones vertebrales y mejoran la flexibilidad de los músculos circundantes. Los ejercicios de estiramiento, tanto estáticos como dinámicos, complementan el entrenamiento y le ayudan a liberar tensiones. Métodos de estiramiento especialmente precontráctiles, como la Facilitación Neuromuscular Propioceptiva (PNF), pueden aumentar su movilidad de manera efectiva. Consulte a un fisioterapeuta si es necesario para aprender las técnicas adecuadas y ajustar sus ejercicios a sus necesidades.

Además de los ejercicios clásicos, el entrenamiento funcional ofrece una excelente oportunidad para entrenar movimientos relevantes para la vida diaria y mejorar su coordinación. Sentadillas, zancadas o ejercicios con bandas de resistencia no solo fortalecen su musculatura, sino que también entrenan su equilibrio y percepción corporal. Integre ejercicios funcionales en su rutina de entrenamiento y haga su programa variado para mantener alta la motivación. Recuerde que la correcta ejecución es más importante que la intensidad. Comience despacio y aumente la carga gradualmente.

El entrenamiento de fascia también está ganando cada vez más importancia para la salud de la espalda. Ejercicios específicos con el rodillo de fascia o técnicas manuales pueden liberar adherencias en el tejido conectivo y mejorar la deslizabilidad de las fascias. Esto tiene un efecto positivo en su movilidad y en su percepción del dolor. Integre el entrenamiento de fascia en su programa de ejercicios y preste atención a una ejecución lenta y controlada. Si tiene dudas, déjese guiar por un terapeuta experimentado.

Un programa de ejercicios individualizado, adaptado a sus necesidades y su estado físico, es el mejor camino hacia una espalda sana. Sea paciente y constante en la implementación de su programa y pronto sentirá cambios positivos. Una espalda fuerte y móvil es la base para una vida activa y sin dolor. Invierta en su salud y comience hoy mismo con su programa de entrenamiento personal.

Ofertas adicionales gratuitas planificadas

Nos complace poder ofrecerle en el futuro materiales complementarios gratuitos para este libro:

- Un capítulo bonus exclusivo con contenido adicional
- Un resumen compacto de todo el libro en formato PDF
- Una versión de radioteatro (En Planificación)

Se prevé que estos materiales se publiquen en 2025.
Le invitamos a visitar nuestro sitio web hoy mismo. Cuando se lance nuestro servicio de boletín (previsto para 2025), podrá registrarse para recibir actualizaciones y no perderse ninguna novedad sobre las ofertas adicionales gratuitas.

www.SaageBooks.com/es/dolor_de_espalda-bonus-RVM57Z

Estimados lectores,

Nos sentimos profundamente honrados de que hayan dedicado tiempo a leer nuestro libro de principio a fin. Nuestro mayor deseo es proporcionarles ideas valiosas y orientación práctica. Su confianza en nuestro trabajo significa mucho para nosotros. Esperamos que la lectura haya sido enriquecedora para ustedes. Si tienen alguna pregunta o sugerencia, no duden en contactarnos a través de nuestro sitio web.

Si han disfrutado de este libro, agradeceríamos enormemente una reseña honesta. Pueden dejar fácilmente su valoración honesta en la plataforma de venta donde compraron el libro.
¡Gracias por su apoyo!

Bendis Saage

Saage Media GmbH - Equipo

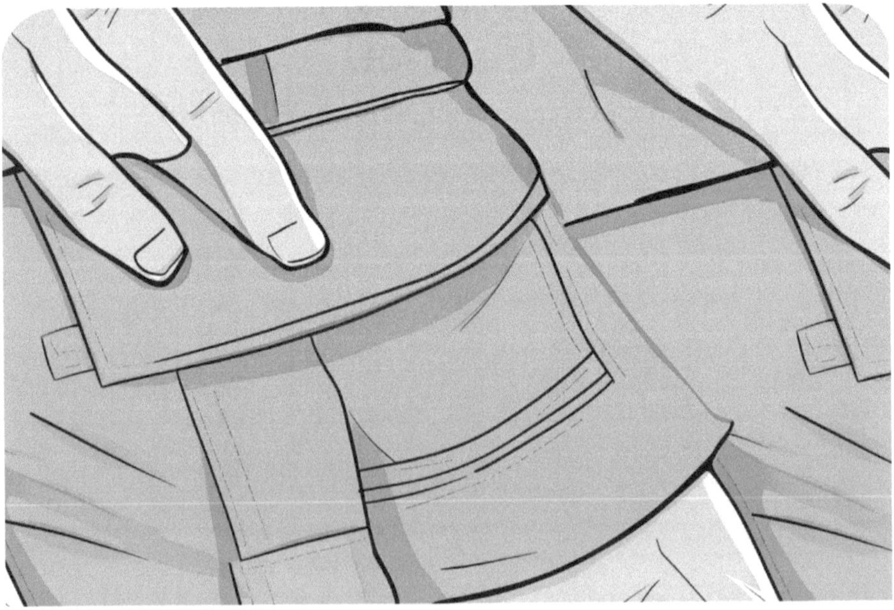

www.SaageBooks.com/es

¡Descubre más! Nuestro sitio web editorial te ofrece una variada selección de libros adicionales. Además de contenido gratuito y materiales exclusivos de bonificación, encontrarás información detallada sobre nuestras obras. Explora nuestra extensa oferta digital y déjate inspirar por experiencias adicionales de lectura.

www.SaageBooks.com/es

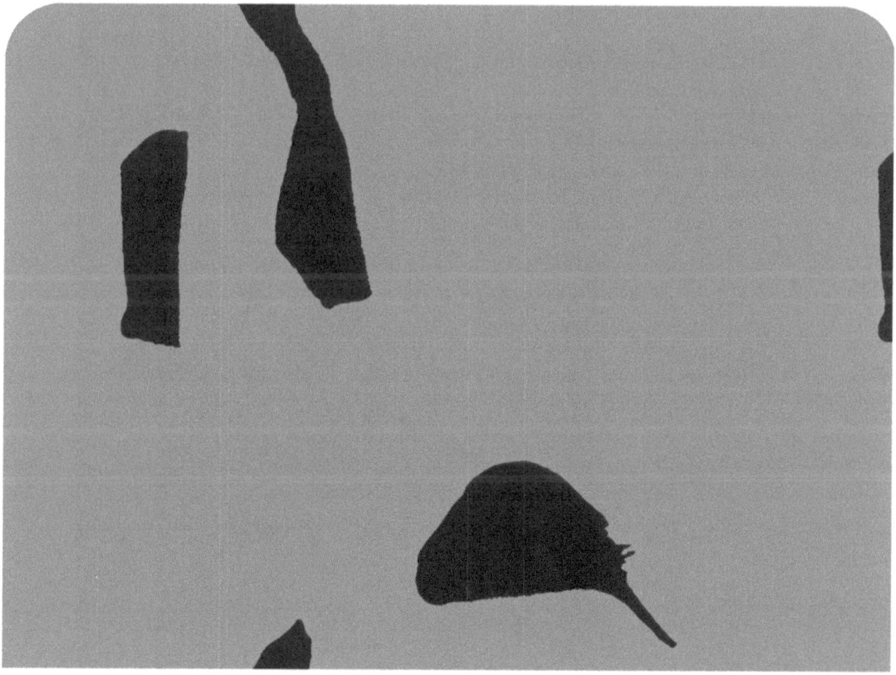

Fuentes

Nuestro sincero agradecimiento a todos los autores de las fuentes científicas y no científicas citadas, a los operadores de los sitios web referenciados y a los creadores de las imágenes, gráficos y estudios utilizados, cuyo valioso trabajo ha contribuido a la creación de este libro.

Para más información, le recomendamos visitar los sitios web de las fuentes.

Si descubre errores de asignación u otras inconsistencias, por favor contáctenos.

Todas las fuentes fueron consultadas por última vez el: 2025-02-11

[s1] - https://pmc.ncbi.nlm.nih.gov/articles/PMC6037069/

Autor:	Peter B O'Sullivan, J P Caneiro, Mary O'Keeffe, Anne Smith, Wim Dankaerts, Kjartan Fersum, Kieran O' Sullivan	**Título:**	Cognitive Functional Therapy: An Integrated Behavioral Approach for the Targeted Management of Disabling Low Back Pain
por:	National Center for Biotechnology Information (NCBI)	**DOI:**	10.1093/ptj/pzy022
Fecha:	2018 Apr 16	**Sitio web:**	PubMed Central (PMC)
Editorial:	Physical Therapy		

[s2] - https://pmc.ncbi.nlm.nih.gov/articles/PMC10548303/

Autor:	Shu-Hao Du, Yong-Hui Zhang, Qi-Hao Yang, Yu-Chen Wang, Yu Fang, Xue-Qiang Wang	**Título:**	Spinal posture assessment and low back pain
por:	Shanghai University of Sport; Shanghai University of Medicine and Health Sciences Affiliated Zhoupu Hospital	**DOI:**	10.1530/EOR-23-0025
Fecha:	2023 Sep 1	**Sitio web:**	PubMed Central (PMC)
Editorial:	EFORT Open Reviews		

[s3] - https://pmc.ncbi.nlm.nih.gov/articles/PMC7195879/

Autor:	Cleuma Oliveira Soares, Bianca Furtado Pereira, Marcella Veronnica Pereira Gomes, Laís Passos Marcondes, Fabiana de Campos Gomes, João Simão de Melo-Neto	**Título:**	Preventive factors against work-related musculoskeletal disorders: narrative review
por:	Institute of Health Sciences, Universidade Federal do Pará – Belém (PA), Brazil; Physical Therapy, Centro Universitário de Rio Preto – São José do Rio Preto (SP), Brazil; Health Sciences, Faculdade de Medicina de São José do Rio Preto – São José do Rio Preto (SP), Brazil.	**DOI:**	10.5327/Z1679443520190360
Fecha:	2020 Apr 15	**Sitio web:**	PMC (PubMed Central)
Editorial:	Revista Brasileira de Medicina do Trabalho		

[s4] - https://pmc.ncbi.nlm.nih.gov/articles/PMC9219321/

Autor:	Elizabeth Anderson, J Larry Durstine	**Título:**	Physical activity, exercise, and chronic diseases: A brief review
DOI:	10.1016/j.smhs.2019.08.006	**Fecha:**	2019 Sep 10
Sitio web:	PubMed Central (PMC)	**Editorial:**	Sports Medicine and Health Science

[s5] - https://pmc.ncbi.nlm.nih.gov/articles/PMC6676152/

Autor:	Sarah EE Mills, Karen P Nicolson, Blair H Smith	**Título:**	Chronic pain: a review of its epidemiology and associated factors in population-based studies
por:	University of Dundee School of Medicine	**DOI:**	10.1016/j.bja.2019.03.023
Fecha:	2019 May 10	**Sitio web:**	PubMed Central (PMC)
Editorial:	BJA: British Journal of Anaesthesia		

[s6] - https://pmc.ncbi.nlm.nih.gov/articles/PMC4935027/

Autor:	María Dueñas, Begoña Ojeda, Alejandro Salazar, Juan Antonio Mico, Inmaculada Failde	**Título:**	A review of chronic pain impact on patients, their social environment and the health care system
por:	University of Cádiz	**DOI:**	10.2147/JPR.S105892
Fecha:	2016 Jun 28	**Sitio web:**	PubMed Central (PMC)
Editorial:	Journal of Pain Research		

[s7] - https://pmc.ncbi.nlm.nih.gov/articles/PMC7700832/

Autor:	Jung Ha Park, Ji Hyun Moon, Hyeon Ju Kim, Mi Hee Kong, Yun Hwan Oh	**Título:**	Sedentary Lifestyle: Overview of Updated Evidence of Potential Health Risks
por:	Jeju National University Hospital; Jeju National University School of Medicine	**DOI:**	10.4082/kjfm.20.0165
Fecha:	2020 Nov 19	**Sitio web:**	PubMed Central (PMC)
Editorial:	Korean Journal of Family Medicine		

[s8] - https://pmc.ncbi.nlm.nih.gov/articles/PMC5461882/

Autor:	Louise J Geneen, R Andrew Moore, Clare Clarke, Denis Martin, Lesley A Colvin, Blair H Smith	**Título:**	Physical activity and exercise for chronic pain in adults: an overview of Cochrane Reviews
DOI:	10.1002/14651858.CD011279.pub3	**Fecha:**	2017 Apr 24
Sitio web:	PubMed Central (PMC)	**Editorial:**	The Cochrane Database of Systematic Reviews

[s9] - https://pmc.ncbi.nlm.nih.gov/articles/PMC7195879/

Autor:	Cleuma Oliveira Soares, Bianca Furtado Pereira, Marcella Veronnica Pereira Gomes, Laís Passos Marcondes, Fabiana de Campos Gomes, João Simão de Melo-Neto	**Título:**	Preventive factors against work-related musculoskeletal disorders: narrative review
por:	Universidade Federal do Pará; Centro Universitário de Rio Preto; Faculdade de Medicina de São José do Rio Preto	**DOI:**	10.5327/Z1679443520190360
Fecha:	2020 Apr 15	**Sitio web:**	PMC (PubMed Central)
Editorial:	Revista Brasileira de Medicina do Trabalho		

[s10] - https://pmc.ncbi.nlm.nih.gov/articles/PMC4180106/

Autor:	Brandy Wolff, John W Burns, Phillip J Quartana, Kenneth Lofland, Stephen Bruehl, Ok Y Chung	**Título:**	Pain catastrophizing, physiological indexes, and chronic pain severity: tests of mediation and moderation models
por:	Rosalind Franklin University of Medicine and Science, Pain & Rehabilitation Clinic of Chicago, Vanderbilt University School of Medicine	**DOI:**	10.1007/s10865-007-9138-z
Fecha:	2008 Apr	**Sitio web:**	PubMed Central (PMC)
Editorial:	Journal of behavioral medicine		

[s11] - https://pmc.ncbi.nlm.nih.gov/articles/PMC6051014/

Autor:	Xaver Fuchs, Herta Flor, Robin Bekrater-Bodmann	**Título:**	Psychological Factors Associated with Phantom Limb Pain: A Review of Recent Findings
DOI:	10.1155/2018/5080123	**Fecha:**	2018 Jun 21
Sitio web:	PubMed Central (PMC)	**Editorial:**	Pain Research & Management

[s12] - https://www.ninds.nih.gov/health-information/disorders/pain

Título:	Pain	**por:**	National Institute of Neurological Disorders and Stroke
Sitio web:	National Institute of Neurological Disorders and Stroke	**Editorial:**	National Institutes of Health

[s13] - https://pmc.ncbi.nlm.nih.gov/articles/PMC6067990/

Autor:	SM Meints, RR Edwards	**Título:**	Evaluating Psychosocial Contributions to Chronic Pain Outcomes
DOI:	10.1016/j.pnpbp.2018.01.017	**Fecha:**	2018 Jan 31
Sitio web:	PubMed Central (PMC)		

[s14] - https://pmc.ncbi.nlm.nih.gov/articles/PMC10005347/

Autor:	Antonios Dakanalis, Maria Mentzelou, Souzana K Papadopoulou, Dimitrios Papandreou, Maria Spanoudaki, Georgios K Vasios, Eleni Pavlidou, Maria Mantzorou, Constantinos Giaginis	**Título:**	The Association of Emotional Eating with Overweight/Obesity, Depression, Anxiety/Stress, and Dietary Patterns: A Review of the Current Clinical Evidence
por:	University of Milano-Bicocca; Fondazione IRCCS San Gerardo dei Tintori; University of Aegean; International Hellenic University; Zayed University; Clinical Dietetics & Nutrition Department of 424 General Military Hospital	**DOI:**	10.3390/nu15051173
Fecha:	2023 Feb 26	**Sitio web:**	PubMed Central (PMC)
Editorial:	Nutrients		

[s15] - https://pmc.ncbi.nlm.nih.gov/articles/PMC4911781/

Autor:	Christina Maslach, Michael P Leiter	**Título:**	Understanding the burnout experience: recent research and its implications for psychiatry
DOI:	10.1002/wps.20311	**Fecha:**	2016 Jun 5
Sitio web:	PubMed Central (PMC)	**Editorial:**	World Psychiatry

[s16] - https://pmc.ncbi.nlm.nih.gov/articles/PMC2568977/

Autor:	Neil Schneiderman, Gail Ironson, Scott D Siegel	**Título:**	STRESS AND HEALTH: Psychological, Behavioral, and Biological Determinants
DOI:	10.1146/annurev.clinpsy.1.102803.144141	**Fecha:**	2005
Sitio web:	PubMed Central (PMC)	**Editorial:**	Annual review of clinical psychology

[s17] - https://pmc.ncbi.nlm.nih.gov/articles/PMC2408884/

Autor:	Robert A Nicholson, Timothy T Houle, Jamie L Rhudy, Peter J Norton	**Título:**	Psychological Risk Factors in Headache
por:	St. Louis University School of Medicine; Ryan Headache Center; Wake Forest University Medical School; University of Tulsa; University of Houston	**DOI:**	10.1111/j.1526-4610.2006.00716.x
Fecha:	2007 Mar	**Sitio web:**	PubMed Central (PMC)
Editorial:	Headache		

[s18] - https://pmc.ncbi.nlm.nih.gov/articles/PMC3152687/

Autor:	Mark A Lumley, Jay L Cohen, George S Borszcz, Annmarie Cano, Alison M Radcliffe, Laura S Porter, Howard Schubiner, Francis J Keefe	**Título:**	Pain and Emotion: A Biopsychosocial Review of Recent Research
por:	Wayne State University, Duke University Medical Center, St. John Health/Providence Hospital and Medical Centers	**DOI:**	10.1002/jclp.20816
Fecha:	2011 Jun 6	**Sitio web:**	PubMed Central (PMC)
Editorial:	Journal of Clinical Psychology		

[s19] - https://pmc.ncbi.nlm.nih.gov/articles/PMC2408884/
Autor: Robert A Nicholson, Timothy T Houle, Jamie L Rhudy, Peter J Norton
Título: Psychological Risk Factors in Headache
DOI: 10.1111/j.1526-4610.2006.00716.x
Fecha: 2007 Mar
Sitio web: PubMed Central (PMC)

[s20] - https://pmc.ncbi.nlm.nih.gov/articles/PMC6051014/
Autor: Xaver Fuchs, Herta Flor, Robin Bekrater-Bodmann
Título: Psychological Factors Associated with Phantom Limb Pain: A Review of Recent Findings
por: PubMed Central (PMC)
DOI: 10.1155/2018/5080123
Fecha: 2018 Jun 21
Sitio web: PMC
Editorial: Pain Research & Management

[s21] - https://pmc.ncbi.nlm.nih.gov/articles/PMC10617401/
Autor: Angelina R Franqueiro, JiHee Yoon, Madelyn A Crago, Marie Curiel, Jenna M Wilson
Título: The Interconnection Between Social Support and Emotional Distress Among Individuals with Chronic Pain: A Narrative Review
por: Department of Anesthesiology, Perioperative and Pain Medicine, Brigham and Women's Hospital, Boston, MA, USA
DOI: 10.2147/PRBM.S410606
Fecha: 2023 Oct 27
Sitio web: PMC
Editorial: Psychology Research and Behavior Management

[s22] - https://pubmed.ncbi.nlm.nih.gov/11411624/
Autor: Lundon K, Bolton K
Título: Structure and function of the lumbar intervertebral disk in health, aging, and pathologic conditions
por: National Center for Biotechnology Information (NCBI)
DOI: 10.2519/jospt.2001.31.6.291
Fecha: 2001 Jun
Sitio web: PubMed
Editorial: J Orthop Sports Phys Ther

[s23] - https://pmc.ncbi.nlm.nih.gov/articles/PMC9698646/
Autor: Luca Scarcia, Marco Pileggi, Arianna Camilli, Andrea Romi, Andrea Bartolo, Francesca Giubbolini, Iacopo Valente, Giuseppe Garignano, Francesco D'Argento, Alessandro Pedicelli, Andrea Maria Alexandre
Título: Degenerative Disc Disease of the Spine: From Anatomy to Pathophysiology and Radiological Appearance, with Morphological and Functional Considerations
DOI: 10.3390/jpm12111810
Fecha: 2022 Nov 1
Sitio web: PubMed Central (PMC)
Editorial: Journal of Personalized Medicine

[s24] - https://pmc.ncbi.nlm.nih.gov/articles/PMC3178886/
Autor: Michael Papadakis, Georgios Sapkas, Elias C Papadopoulos, Pavlos Katonis
Título: Pathophysiology and Biomechanics of the Aging Spine
por: University of Athens, University of Crete
DOI: 10.2174/1874325001105010335
Fecha: 2011 Sep 19
Sitio web: PubMed Central (PMC)
Editorial: The Open Orthopaedics Journal

[s25] - https://pubmed.ncbi.nlm.nih.gov/15081129/

Autor:	Jinkins JR	**Título:**	Acquired degenerative changes of the intervertebral segments at and suprajacent to the lumbosacral junction. A radioanatomic analysis of the nondiscal structures of the spinal column and perispinal soft tissues
DOI:	10.1016/j.ejrad.2003.10.014	**Fecha:**	2004 May
Sitio web:	PubMed	**Editorial:**	Eur J Radiol

[s26] - https://pmc.ncbi.nlm.nih.gov/articles/PMC4603258/

Autor:	Jeffrey M Jancuska, Jeffrey M Spivak, John A Bendo	**Título:**	A Review of Symptomatic Lumbosacral Transitional Vertebrae: Bertolotti's Syndrome
por:	New York University School of Medicine, Department of Orthopaedic Surgery and Hospital for Joint Diseases	**DOI:**	10.14444/2042
Fecha:	2015 Jul 29	**Sitio web:**	PMC (PubMed Central)
Editorial:	International Journal of Spine Surgery		

[s27] - https://pmc.ncbi.nlm.nih.gov/articles/PMC7582398/

Autor:	Joseph Mizrahi	**Título:**	Neuro-mechanical aspects of playing-related mobility disorders in orchestra violinists and upper strings players: a review
por:	Department of Biomedical Engineering, Technion, Israel Institute of Technology, Haifa, Israel	**DOI:**	10.4081/ejtm.2020.9095
Fecha:	2020 Aug 4	**Sitio web:**	PubMed Central (PMC)
Editorial:	European Journal of Translational Myology		

[s28] - https://pmc.ncbi.nlm.nih.gov/articles/PMC9937638/

Autor:	Nikita Bhusari; Mitushi Deshmukh	**Título:**	Shin Splint: A Review
por:	Ravi Nair Physiotherapy College, Datta Meghe Institute of Medical Sciences	**DOI:**	10.7759/cureus.33905
Fecha:	2023 Jan 18	**Sitio web:**	PubMed Central (PMC)
Editorial:	Cureus		

[s29] - https://pmc.ncbi.nlm.nih.gov/articles/PMC7865549/

Autor:	Nicol Zielinska, Michał Podgórski, Robert Haładaj, Michał Polguj, Ł ukasz Olewnik	**Título:**	Risk Factors of Intervertebral Disc Pathology—A Point of View Formerly and Today—A Review
por:	Medical University of Lodz, Polish Mother's Memorial Hospital Research Institute	**DOI:**	10.3390/jcm10030409
Fecha:	2021 Jan 21	**Sitio web:**	PMC (PubMed Central)
Editorial:	MDPI		

[s30] - https://pmc.ncbi.nlm.nih.gov/articles/PMC6356370/

Autor:	Brody A Frost, Sandra Camarero-Espinosa, E Johan Foster	**Título:**	Materials for the Spine: Anatomy, Problems, and Solutions
DOI:	10.3390/ma12020253	**Fecha:**	2019 Jan 14
Sitio web:	PubMed Central (PMC)	**Editorial:**	Materials

[s31] - https://pmc.ncbi.nlm.nih.gov/articles/PMC10338069/
Autor: Qianjun Jin, Yuxin Chang, Chenmiao Lu, Lunhao Chen, Yue Wang
Título: Referred pain: characteristics, possible mechanisms, and clinical management
por: Department of Orthopedic Surgery, The First Affiliated Hospital, Zhejiang University School of Medicine, Hangzhou, China
DOI: 10.3389/fneur.2023.1104817
Fecha: 2023 Jun 28
Sitio web: PubMed Central (PMC)
Editorial: Frontiers in Neurology

[s32] - https://pmc.ncbi.nlm.nih.gov/articles/PMC9862392/
Autor: Abdullah Mosabbir
Título: Mechanisms behind the Development of Chronic Low Back Pain and Its Neurodegenerative Features
DOI: 10.3390/life13010084
Fecha: 2022 Dec 28
Sitio web: PubMed Central (PMC)

[s33] - https://pmc.ncbi.nlm.nih.gov/articles/PMC9820240/
Autor: Isma Liza Mohd Isa, Seong Lin Teoh, Nurul Huda Mohd Nor, Sabarul Afian Mokhtar
Título: Discogenic Low Back Pain: Anatomy, Pathophysiology and Treatments of Intervertebral Disc Degeneration
por: Universiti Kebangsaan Malaysia; University of Galway; Universiti Putra Malaysia
DOI: 10.3390/ijms24010208
Fecha: 2022 Dec 22
Sitio web: PubMed Central (PMC)
Editorial: International Journal of Molecular Sciences

[s34] - https://pmc.ncbi.nlm.nih.gov/articles/PMC7073116/
Autor: Hyeun Sung Kim, Pang Hung Wu, Il-Tae Jang
Título: Lumbar Degenerative Disease Part 1: Anatomy and Pathophysiology of Intervertebral Discogenic Pain and Radiofrequency Ablation of Basivertebral and Sinuvertebral Nerve Treatment for Chronic Discogenic Back Pain: A Prospective Case Series and Review of Literature
por: Nanoori Gangnam Hospital, Seoul, Spine Surgery, National University Health Systems, Juronghealth Campus
DOI: 10.3390/ijms21041483
Fecha: 2020 Feb 21
Sitio web: PubMed Central (PMC)
Editorial: International Journal of Molecular Sciences

[s35] - https://pmc.ncbi.nlm.nih.gov/articles/PMC6626624/

Autor:	Annika Taulaniemi, Markku Kankaanpää, Kari Tokola, Jari Parkkari, Jaana H Suni	**Título:**	Neuromuscular exercise reduces low back pain intensity and improves physical functioning in nursing duties among female healthcare workers; secondary analysis of a randomised controlled trial
por:	UKK Institute for Health Promotion Research, Tampere University Hospital	**DOI:**	10.1186/s12891-019-2678-x
Fecha:	2019 Jul 13	**Sitio web:**	PubMed Central (PMC)
Editorial:	BMC Musculoskeletal Disorders		

[s36] - https://pmc.ncbi.nlm.nih.gov/articles/PMC10823195/

Autor:	Saurabh Shelke, Ratnakar Ambade, Aditi Shelke	**Título:**	From Conservative Measures to Surgical Interventions, Treatment Approaches for Cubital Tunnel Syndrome: A Comprehensive Review
por:	Jawaharlal Nehru Medical College, Datta Meghe Institute of Higher Education & Research	**DOI:**	10.7759/cureus.51262
Fecha:	2023 Dec 29	**Sitio web:**	PubMed Central (PMC)
Editorial:	Cureus		

[s37] - https://pmc.ncbi.nlm.nih.gov/articles/PMC11150592/

Autor:	Alexandra-Daniela Rotaru-Zavaleanu, Cristian Virgil Lungulescu, Marius Gabriel Bunescu, Ramona Constantina Vasile, Victor Gheorman, Andrei Gresita, Venera Cristina Dinescu	**Título:**	Occupational Carpal Tunnel Syndrome: a scoping review of causes, mechanisms, diagnosis, and intervention strategies
por:	University of Medicine and Pharmacy of Craiova; New York Institute of Technology	**DOI:**	10.3389/fpubh.2024.1407302
Fecha:	2024 May 22	**Sitio web:**	PMC (PubMed Central)
Editorial:	Frontiers in Public Health		

[s38] - https://pmc.ncbi.nlm.nih.gov/articles/PMC10048551/

Autor:	Pedro Forte, José E Teixeira	**Título:**	Exercise Biomechanics for Health: Evaluating Lifelong Activities for Well-Being
DOI:	10.3390/healthcare11060900	**Fecha:**	2023 Mar 21
Sitio web:	PubMed Central (PMC)		

[s39] - https://pmc.ncbi.nlm.nih.gov/articles/PMC3806175/

Autor:	Kellie C Huxel Bliven, Barton E Anderson	**Título:**	Core Stability Training for Injury Prevention
por:	AT Still University, Mesa, Arizona	**DOI:**	10.1177/1941738113481200
Fecha:	2013 Nov	**Sitio web:**	PubMed Central (PMC)
Editorial:	Sports Health		

[s40] - https://pmc.ncbi.nlm.nih.gov/articles/PMC9394044/

Autor:	Wilhelmus Johannes Andreas Grooten, Carina Boström, Åsa Dedering, Marie Halvorsen, Roman P Kuster, Lena Nilsson-Wikmar, Christina B Olsson, Graciela Rovner, Elena Tseli, Eva Rasmussen-Barr	**Título:**	Summarizing the effects of different exercise types in chronic low back pain – a systematic review of systematic reviews
por:	Karolinska Institutet	**DOI:**	10.1186/s12891-022-05722-x
Fecha:	2022 Aug 22	**Sitio web:**	PubMed Central (PMC)
Editorial:	BMC Musculoskeletal Disorders		

[s41] - https://pmc.ncbi.nlm.nih.gov/articles/PMC6305160/

Autor:	Teresa Paolucci, Carmine Attanasi, Walter Cecchini, Alessandra Marazzi, Serena V Capobianco, Valter Santilli	**Título:**	Chronic low back pain and postural rehabilitation exercise: a literature review
por:	Sapienza University; S. Filippo Neri Hospital	**DOI:**	10.2147/JPR.S171729
Fecha:	2018 Dec 20	**Sitio web:**	PMC (PubMed Central)
Editorial:	Journal of Pain Research		

[s42] - https://pmc.ncbi.nlm.nih.gov/articles/PMC6769154/

Autor:	Joanne L Jordan, Melanie A Holden, Elizabeth EJ Mason, Nadine E Foster	**Título:**	Interventions to improve adherence to exercise for chronic musculoskeletal pain in adults
por:	Keele University, Arthritis Research Campaign National Primary Care Centre Primary Care Sciences, Keele, Staffordshire, UK	**DOI:**	10.1002/14651858.CD005956.pub2
Fecha:	2010 Jan 20	**Sitio web:**	PubMed Central (PMC)
Editorial:	The Cochrane Database of Systematic Reviews		

[s43] - https://pmc.ncbi.nlm.nih.gov/articles/PMC7922504/

Autor:	Daniel Collado-Mateo, Ana Myriam Lavín-Pérez, Cecilia Peñacoba, Juan Del Coso, Marta Leyton-Román, Antonio Luque-Casado, Pablo Gasque, Miguel Ángel Fernández-del-Olmo, Diana Amado-Alonso	**Título:**	Key Factors Associated with Adherence to Physical Exercise in Patients with Chronic Diseases and Older Adults: An Umbrella Review
DOI:	10.3390/ijerph18042023	**Fecha:**	2021 Feb 19
Sitio web:	PubMed Central (PMC)	**Editorial:**	International Journal of Environmental Research and Public Health

[s44] - https://pmc.ncbi.nlm.nih.gov/articles/PMC3193654/

Autor:	Catherine Woodyard	**Título:**	Exploring the therapeutic effects of yoga and its ability to increase quality of life
por:	The University of Mississippi	**DOI:**	10.4103/0973-6131.85485
Fecha:	2011 Jul-Dec	**Sitio web:**	PubMed Central (PMC)
Editorial:	International Journal of Yoga		

[s45] - https://pmc.ncbi.nlm.nih.gov/articles/PMC6769154/

Autor:	Joanne L Jordan, Melanie A Holden, Elizabeth EJ Mason, Nadine E Foster	**Título:**	Interventions to improve adherence to exercise for chronic musculoskeletal pain in adults
por:	Keele University	**DOI:**	10.1002/14651858.CD005956.pub2
Fecha:	2010 Jan 20	**Sitio web:**	PubMed Central (PMC)
Editorial:	The Cochrane Database of Systematic Reviews		

[s46] - https://pmc.ncbi.nlm.nih.gov/articles/PMC4499985/

Autor:	DeokJu Kim, MiLim Cho, YunHee Park, YeongAe Yang	**Título:**	Effect of an exercise program for posture correction on musculoskeletal pain
DOI:	10.1589/jpts.27.1791	**Fecha:**	2015 Jun 30
Sitio web:	PubMed Central (PMC)	**Editorial:**	Journal of Physical Therapy Science

[s47] - https://pmc.ncbi.nlm.nih.gov/articles/PMC2805825/

Autor:	James Rainville, Rosalyn Nguyen, Pradeep Suri	**Título:**	Effective Conservative Treatment for Chronic Low Back Pain
por:	Department of Physical Medicine and Rehabilitation, Harvard Medical School; New England Baptist Hospital	**DOI:**	10.1053/j.semss.2009.08.009
Fecha:	2009 Dec 1	**Sitio web:**	PubMed Central (PMC)
Editorial:	Seminars in spine surgery		

[s48] - https://pmc.ncbi.nlm.nih.gov/articles/PMC6769154/

Autor:	Joanne L Jordan, Melanie A Holden, Elizabeth EJ Mason, Nadine E Foster	**Título:**	Interventions to improve adherence to exercise for chronic musculoskeletal pain in adults
por:	Keele University	**DOI:**	10.1002/14651858.CD005956.pub2
Fecha:	2010 Jan 20	**Sitio web:**	PubMed Central (PMC)
Editorial:	The Cochrane Database of Systematic Reviews		

[s49] - https://pmc.ncbi.nlm.nih.gov/articles/PMC7808677/

Autor:	Rogelio A Coronado, Carrie E Brintz, Lindsey C McKernan, Hiral Master, Nicole Motzny, Flavio M Silva, Parul M Goyal, Stephen T Wegener, Kristin R Archer	**Título:**	Psychologically informed physical therapy for musculoskeletal pain: current approaches, implications, and future directions from recent randomized trials
por:	Vanderbilt University Medical Center, The Johns Hopkins School of Medicine	**DOI:**	10.1097/PR9.0000000000000847
Fecha:	2020 Sep 23	**Sitio web:**	PMC (PubMed Central)
Editorial:	Pain Reports		

[s50] - https://pmc.ncbi.nlm.nih.gov/articles/PMC4703222/

Autor:	Dariush D FARHUD	**Título:**	Impact of Lifestyle on Health
por:	School of Public Health, Tehran University of Medical Sciences, Tehran, Iran and Dept. of Basic Sciences, Iranian Academy of Medical Sciences,Tehran, Iran	**Fecha:**	2015 Nov
Sitio web:	PubMed Central (PMC)	**Editorial:**	Iranian Journal of Public Health

[s51] - https://www.nia.nih.gov/health/brain-health/cognitive-health-and-older-adults

Título:	Cognitive Health and Older Adults	**por:**	National Institute on Aging (NIA)
Sitio web:	National Institute on Aging		

[s52] - https://www.nia.nih.gov/health/healthy-aging/what-do-we-know-about-healthy-aging

Título:	What Do We Know About Healthy Aging?	**por:**	National Institute on Aging
Sitio web:	National Institute on Aging	**Editorial:**	National Institutes of Health (NIH)

[s53] - https://www.ninds.nih.gov/health-information/disorders/pain

Título:	Pain	**por:**	National Institute of Neurological Disorders and Stroke (NINDS)
Sitio web:	National Institute of Neurological Disorders and Stroke	**Editorial:**	National Institutes of Health (NIH)

[s54] - https://pmc.ncbi.nlm.nih.gov/articles/PMC6676152/

Autor:	Sarah EE Mills, Karen P Nicolson, Blair H Smith	**Título:**	Chronic pain: a review of its epidemiology and associated factors in population-based studies
por:	Population Health and Genomics Division, University of Dundee School of Medicine, Ninewells Hospital and Medical School, Dundee, Scotland, UK	**DOI:**	10.1016/j.bja.2019.03.023
Fecha:	2019 May 10	**Sitio web:**	PubMed Central (PMC)
Editorial:	BJA: British Journal of Anaesthesia		

[s55] - https://www.niams.nih.gov/health-topics/back-pain/diagnosis-treatment-and-steps-to-take

Autor:	NIAMS Science Communications and Outreach Branch	**Título:**	Back Pain: Diagnosis, Treatment, and Steps to Take
por:	National Institute of Arthritis and Musculoskeletal and Skin Diseases (NIAMS)	**Fecha:**	2017-04-10
Sitio web:	NIAMS.NIH.gov	**Editorial:**	NIAMS

[s56] - https://newsinhealth.nih.gov/2021/04/good-sleep-good-health

Título:	Good Sleep for Good Health	**por:**	NIH News in Health
Fecha:	April 2021	**Sitio web:**	NIH News in Health
Editorial:	National Institutes of Health		

[s57] - https://www.nia.nih.gov/health/brain-health/cognitive-health-and-older-adults

Título:	Cognitive Health and Older Adults	**por:**	National Institute on Aging (NIA)
Sitio web:	National Institute on Aging		

[s58] - https://www.nih.gov/health-information/emotional-wellness-toolkit

Título:	Emotional Wellness Toolkit	**por:**	National Institutes of Health (NIH)
Fecha:	2017-04-07	**Sitio web:**	NIH.gov

[s59] - https://pmc.ncbi.nlm.nih.gov/articles/PMC4400203/

Autor:	Leah A Irish, Christopher E Kline, Heather E Gunn, Daniel J Buysse, Martica H Hall	**Título:**	The Role of Sleep Hygiene in Promoting Public Health: A Review of Empirical Evidence
DOI:	10.1016/j.smrv.2014.10.001	**Fecha:**	2014 Oct 16
Sitio web:	PubMed Central (PMC)		

[s60] - https://pmc.ncbi.nlm.nih.gov/articles/PMC10707619/

Autor:	Wassan Nori, Mustafa Ali Kassim Kassim, Zeena Raad Helmi, Alexandru Cosmin Pantazi, Dragos Brezeanu, Ana Maria Brezeanu, Roxana Cleopatra Penciu, Lucian Serbanescu	**Título:**	Non-Pharmacological Pain Management in Labor: A Systematic Review
por:	National Center for Biotechnology Information (NCBI)	**DOI:**	10.3390/jcm12237203
Fecha:	2023 Nov 21	**Sitio web:**	PubMed Central (PMC)
Editorial:	Journal of Clinical Medicine		

[s61] - https://www.nlm.nih.gov/medlineplus/ency/article/002119.htm

Título:	Taking care of your back at home: MedlinePlus Medical Encyclopedia	**por:**	National Library of Medicine
Sitio web:	MedlinePlus		

[s62] - https://pubmed.ncbi.nlm.nih.gov/17013356/

Autor:	Inoue M; Kitakoji H; Ishizaki N; Tawa M; Yano T; Katsumi Y; Kawakita K	**Título:**	Relief of low back pain immediately after acupuncture treatment--a randomised, placebo controlled trial
por:	National Center for Biotechnology Information (NCBI)	**DOI:**	10.1136/aim.24.3.103
Fecha:	2006 Sep	**Sitio web:**	PubMed
Editorial:	Acupunct Med		

[s63] - https://pmc.ncbi.nlm.nih.gov/articles/PMC4976880/

Autor:	Mark D Bishop, Rafael Torres-Cueco, Charles W Gay, Enrique Lluch-Girbés, Jason M Beneciuk, Joel E Bialosky	**Título:**	What effect can manual therapy have on a patient's pain experience?
por:	National Center for Biotechnology Information (NCBI)	**DOI:**	10.2217/pmt.15.39
Fecha:	2015 Nov	**Sitio web:**	PubMed Central (PMC)
Editorial:	Pain Management		

[s64] - https://www.nccih.nih.gov/health/complementary-alternative-or-integrative-health-whats-in-a-name

Título:	Complementary, Alternative, or Integrative Health: What's In a Name?	**por:**	NCCIH
Sitio web:	NCCIH		

[s65] - https://pmc.ncbi.nlm.nih.gov/articles/PMC6251828/

Autor:	Edward A Shipton	**Título:**	Physical Therapy Approaches in the Treatment of Low Back Pain
por:	University of Otago	**DOI:**	10.1007/s40122-018-0105-x
Fecha:	2018 Sep 18	**Sitio web:**	PubMed Central (PMC)

[s66] - https://pmc.ncbi.nlm.nih.gov/articles/PMC10036231/

Autor:	Brona M Fullen, Harriet Wittink, An De Groef, Morten Hoegh, Joseph G McVeigh, Denis Martin, Keith Smart	**Título:**	Musculoskeletal Pain: Current and Future Directions of Physical Therapy Practice
por:	UCD School of Public Health, Physiotherapy and Sports Science, University College Dublin, Ireland; Research Centre Healthy and Sustainable Living Utrecht University of Applied Sciences, The Netherlands; Department of Rehabilitation Sciences, Leuven, Belgium; Department of Rehabilitation Sciences and Physiotherapy MOVANT, University of Antwerp, Antwerp, Belgium; Pain in Motion International Research Group; Aalborg University, Faculty of Medicine, Department of Health Science and Technology, Denmark; Discipline of Physiotherapy, School of Clinical Therapies, College of Medicine and Health, University College Cork, Ireland; Centre for Rehabilitation, School of Health and Life Sciences, Teesside University, United Kingdom; NIHR Applied Research Collaborative North East and North Cumbria	**DOI:**	10.1016/j.arrct.2023.100258
Fecha:	2023 Feb 1	**Sitio web:**	PubMed Central (PMC)

[s67] - https://pmc.ncbi.nlm.nih.gov/articles/PMC9964474/

Autor:	Vanina Nicol, Claire Verdaguer, Camille Daste, Hélène Bisseriex, Éric Lapeyre, Marie-Martine Lefèvre-Colau, François Rannou, Alexandra Rören, Julia Facione, Christelle Nguyen	**Título:**	Chronic Low Back Pain: A Narrative Review of Recent International Guidelines for Diagnosis and Conservative Treatment
DOI:	10.3390/jcm12041685	**Fecha:**	2023 Feb 20
Sitio web:	PubMed Central (PMC)	**Editorial:**	Journal of Clinical Medicine

[s68] - https://pubmed.ncbi.nlm.nih.gov/15897839/

Autor:	Shirado O, Ito T, Kikumoto T, Takeda N, Minami A, Strax TE	**Título:**	A novel back school using a multidisciplinary team approach featuring quantitative functional evaluation and therapeutic exercises for patients with chronic low back pain: the Japanese experience in the general setting
DOI:	10.1097/01.brs.0000162279.94779.05	**Fecha:**	05/15/2005
Sitio web:	PubMed	**Editorial:**	Spine (Phila Pa 1976)

[s69] - https://pmc.ncbi.nlm.nih.gov/articles/PMC9260567/

Autor:	Anke Steinmetz	**Título:**	Back pain treatment: a new perspective
por:	University Medicine Greifswald	**DOI:**	10.1177/1759720X221100293
Fecha:	2022 Jul 4	**Sitio web:**	PubMed Central (PMC)
Editorial:	Therapeutic Advances in Musculoskeletal Disease		

[s70] - https://pmc.ncbi.nlm.nih.gov/articles/PMC6037069/

Autor:	Peter B O'Sullivan, J P Caneiro, Mary O'Keeffe, Anne Smith, Wim Dankaerts, Kjartan Fersum, Kieran O' Sullivan	**Título:**	Cognitive Functional Therapy: An Integrated Behavioral Approach for the Targeted Management of Disabling Low Back Pain
por:	National Center for Biotechnology Information (NCBI)	**DOI:**	10.1093/ptj/pzy022
Fecha:	2018 Apr 16	**Sitio web:**	PubMed Central (PMC)
Editorial:	Oxford University Press		

[s71] - https://pmc.ncbi.nlm.nih.gov/articles/PMC9964474/

Autor:	Vanina Nicol, Claire Verdaguer, Camille Daste, Hélène Bisseriex, Éric Lapeyre, Marie-Martine Lefèvre-Colau, François Rannou, Alexandra Rören, Julia Facione, Christelle Nguyen	**Título:**	Chronic Low Back Pain: A Narrative Review of Recent International Guidelines for Diagnosis and Conservative Treatment
DOI:	10.3390/jcm12041685	**Fecha:**	2023 Feb 20
Sitio web:	PubMed Central (PMC)	**Editorial:**	Journal of Clinical Medicine

[s72] - https://pmc.ncbi.nlm.nih.gov/articles/PMC8119532/

Autor:	Salah N El-Tallawy, Rohit Nalamasu, Gehan I Salem, Jo Ann K LeQuang, Joseph V Pergolizzi, Paul J Christo	**Título:**	Management of Musculoskeletal Pain: An Update with Emphasis on Chronic Musculoskeletal Pain
por:	National Library of Medicine (NLM), National Institutes of Health (NIH)	**DOI:**	10.1007/s40122-021-00235-2
Fecha:	2021 Feb 11	**Sitio web:**	PubMed Central (PMC)
Editorial:	Pain and Therapy		

[s73] - https://www.nccih.nih.gov/health/complementary-alternative-or-integrative-health-whats-in-a-name

Título:	Complementary, Alternative, or Integrative Health: What's In a Name?	**por:**	NCCIH
Sitio web:	NCCIH		

[s74] - https://pmc.ncbi.nlm.nih.gov/articles/PMC9818574/

Autor:	Rafael Zegarra-Parodi, Francesca Baroni, Christian Lunghi, David Dupuis	**Título:**	Historical Osteopathic Principles and Practices in Contemporary Care: An Anthropological Perspective to Foster Evidence-Informed and Culturally Sensitive Patient-Centered Care: A Commentary
por:	National Center for Biotechnology Information (NCBI)	**DOI:**	10.3390/healthcare11010010
Fecha:	2022 Dec 21	**Sitio web:**	PubMed Central (PMC)
Editorial:	Healthcare		

[s75] - https://pmc.ncbi.nlm.nih.gov/articles/PMC9143587/

Autor:	Ashley Roberts, Kaylee Harris, Bethany Outen, Amar Bukvic, Ben Smith, Adam Schultz, Stephen Bergman, Debasis Mondal	**Título:**	Osteopathic Manipulative Medicine: A Brief Review of the Hands-On Treatment Approaches and Their Therapeutic Uses
por:	DeBusk College of Osteopathic Medicine, Lincoln Memorial University	**DOI:**	10.3390/medicines9050033
Fecha:	2022 Apr 27	**Sitio web:**	PMC (PubMed Central)
Editorial:	MDPI		

[s76] - https://pmc.ncbi.nlm.nih.gov/articles/PMC4976880/

Autor:	Mark D Bishop, Rafael Torres-Cueco, Charles W Gay, Enrique Lluch-Girbés, Jason M Beneciuk, Joel E Bialosky	**Título:**	What effect can manual therapy have on a patient's pain experience?
por:	University of Florida, University of Valencia	**DOI:**	10.2217/pmt.15.39
Fecha:	2015 Nov	**Sitio web:**	PubMed Central (PMC)

[s77] - https://pmc.ncbi.nlm.nih.gov/articles/PMC4584042/

Autor:	Shalini Shah, Esther T Banh, Katharine Koury, Gaurav Bhatia, Roneeta Nandi, Padma Gulur	**Título:**	Pain Management in Pregnancy: Multimodal Approaches
por:	University of California, Irvine; Massachusetts General Hospital	**DOI:**	10.1155/2015/987483
Fecha:	2015 Sep 13	**Sitio web:**	PubMed Central (PMC)
Editorial:	Pain Research and Treatment		

[s78] - https://pmc.ncbi.nlm.nih.gov/articles/PMC7854390/

Autor:	Ivan Urits, Ruben H Schwartz, Vwaire Orhurhu, Nishita V Maganty, Brian T Reilly, Parth M Patel, Christopher Wie, Alan D Kaye, Ken F Mancuso, Aaron J Kaye, Omar Viswanath	**Título:**	A Comprehensive Review of Alternative Therapies for the Management of Chronic Pain Patients: Acupuncture, Tai Chi, Osteopathic Manipulative Medicine, and Chiropractic Care
DOI:	10.1007/s12325-020-01554-0	**Fecha:**	2020 Nov 12
Sitio web:	PubMed Central (PMC)	**Editorial:**	Advances in Therapy

[s79] - https://pubmed.ncbi.nlm.nih.gov/28192789/

Autor:	Qaseem A;Wilt TJ;McLean RM; Forciea MA; ;Denberg TD;Barry MJ; Boyd C;Chow RD;Fitterman N;Harris RP;Humphrey LL;Vijan S	**Título:**	Noninvasive Treatments for Acute, Subacute, and Chronic Low Back Pain: A Clinical Practice Guideline From the American College of Physicians
por:	National Center for Biotechnology Information (NCBI)	**DOI:**	10.7326/M16-2367
Fecha:	04/04/2017	**Sitio web:**	PubMed
Editorial:	Ann Intern Med		

[s80] - https://pubmed.ncbi.nlm.nih.gov/29509867/

Autor:	Krebs EE; Gravely A; Nugent S; Jensen AC; DeRonne B; Goldsmith ES; Kroenke K; Bair MJ; Noorbaloochi S.	**Título:**	Effect of Opioid vs Nonopioid Medications on Pain-Related Function in Patients With Chronic Back Pain or Hip or Knee Osteoarthritis Pain: The SPACE Randomized Clinical Trial
DOI:	10.1001/jama.2018.0899	**Fecha:**	03/06/2018
Sitio web:	PubMed	**Editorial:**	JAMA

[s81] - https://pubmed.ncbi.nlm.nih.gov/32097466/

Autor:	Kim TE, Townsend RK, Branch CL, Romero-Sandoval EA, Hsu W	**Título:**	Cannabinoids in the Treatment of Back Pain
DOI:	10.1093/neuros/nyz573	**Fecha:**	08/01/2020
Sitio web:	PubMed	**Editorial:**	Neurosurgery

[s82] - https://pubmed.ncbi.nlm.nih.gov/15722781/

Autor:	Grabois M	**Título:**	Management of chronic low back pain
por:	National Center for Biotechnology Information (NCBI)	**Fecha:**	2005 Mar
Sitio web:	PubMed	**Editorial:**	Am J Phys Med Rehabil

[s83] - https://heal.nih.gov/about/research-plan

Título:	NIH HEAL Initiative Research Plan	**por:**	NIH HEAL Initiative
Fecha:	Sun, 08/18/2019	**Sitio web:**	NIH HEAL Initiative
Editorial:	National Institutes of Health		

[s84] - https://pubmed.ncbi.nlm.nih.gov/24768290/

Autor:	Tanen DA, Shimada M, Danish DC, Dos Santos F, Makela M, Riffenburgh RH	**Título:**	Intravenous lidocaine for the emergency department treatment of acute radicular low back pain, a randomized controlled trial
DOI:	10.1016/j.jemermed.2012.12.014	**Fecha:**	2014 Jul
Sitio web:	PubMed	**Editorial:**	J Emerg Med

[s85] - https://pubmed.ncbi.nlm.nih.gov/38098898/

Autor:	H A;Krishna VK;Lakshmanan S; Krishnan M;Kumar SP	**Título:**	Comparison of Pain Perception Between Local Infiltration and Inferior Alveolar Nerve Block Injection Techniques in Patients Undergoing Orthodontic Lower Premolar Extractions
DOI:	10.7759/cureus.48794	**Fecha:**	11/14/2023
Sitio web:	PubMed	**Editorial:**	Cureus

[s86] - https://pmc.ncbi.nlm.nih.gov/articles/PMC3068720/

Autor:	Syed Amin Tabish	**Título:**	Complementary and Alternative Healthcare: Is it Evidence-based?
Fecha:	2008 Jan	**Sitio web:**	PubMed Central (PMC)
Editorial:	International Journal of Health Sciences		

[s87] - https://www.nccih.nih.gov/health/complementary-alternative-or-integrative-health-whats-in-a-name

Título:	Complementary, Alternative, or Integrative Health: What's In a Name?	**por:**	National Center for Complementary and Integrative Health (NCCIH)
Sitio web:	NCCIH		

[s88] - https://www.nlm.nih.gov/medlineplus/ency/article/002119.htm

Título:	Taking care of your back at home: MedlinePlus Medical Encyclopedia	**por:**	National Library of Medicine
Sitio web:	MedlinePlus		

[s89] - https://www.nlm.nih.gov/medlineplus/ency/article/002119.htm

Título:	Taking care of your back at home: MedlinePlus Medical Encyclopedia	**por:**	National Library of Medicine
Sitio web:	MedlinePlus		

[s90] - https://pmc.ncbi.nlm.nih.gov/articles/PMC4934575/

Autor:	Rebecca Gordon, Saul Bloxham	**Título:**	A Systematic Review of the Effects of Exercise and Physical Activity on Non-Specific Chronic Low Back Pain
por:	University of St Mark and St John	**DOI:**	10.3390/healthcare4020022
Fecha:	2016 Apr 25	**Sitio web:**	PubMed Central (PMC)
Editorial:	Healthcare		

[s91] - https://www.ncbi.nlm.nih.gov/books/NBK284944/

Título:	Low back pain: Learn More – Why movement is so important for back pain	**por:**	Institute for Quality and Efficiency in Health Care (IQWiG)
Fecha:	2019/02/14	**Sitio web:**	NCBI Bookshelf

[s92] - https://pmc.ncbi.nlm.nih.gov/articles/PMC1317046/

Autor:	Regina Fink	**Título:**	Pain assessment: the cornerstone to optimal pain management
por:	University of Colorado Hospital, Denver	**DOI:**	10.1080/08998280.2000.11927681
Fecha:	2000 Jul	**Sitio web:**	PubMed Central (PMC)
Editorial:	Proceedings (Baylor University. Medical Center)		

[s93] - https://pmc.ncbi.nlm.nih.gov/articles/PMC6382036/

Autor:	Timothy H Wideman, Robert R Edwards, David M Walton, Marc O Martel, Anne Hudon, David A Seminowicz	**Título:**	The Multimodal Assessment Model of Pain: A Novel Framework for Further Integrating the Subjective Pain Experience Within Research and Practice
por:	National Library of Medicine (NLM); National Institutes of Health (NIH)	**DOI:**	10.1097/AJP.0000000000000670
Fecha:	2018 Nov 16	**Sitio web:**	PubMed Central (PMC)
Editorial:	The Clinical Journal of Pain		

[s94] - https://www.ncbi.nlm.nih.gov/books/NBK553030/

Autor:	Alexander M. Dydyk; Till Conermann	**Título:**	Chronic Pain
por:	StatPearls Publishing	**Fecha:**	2024/05/06
Sitio web:	NCBI Bookshelf	**Editorial:**	StatPearls Publishing

[s95] - https://www.ncbi.nlm.nih.gov/books/NBK554435/

Autor:	Aabha A. Anekar, Joseph Maxwell Hendrix, Marco Cascella	**Título:**	WHO Analgesic Ladder
por:	StatPearls Publishing	**Fecha:**	2023/04/23
Sitio web:	NCBI Bookshelf	**Editorial:**	StatPearls Publishing

[s96] - https://pmc.ncbi.nlm.nih.gov/articles/PMC6067990/

Autor:	SM Meints, RR Edwards	**Título:**	Evaluating Psychosocial Contributions to Chronic Pain Outcomes
por:	Department of Anesthesiology Pain Management Center Brigham and Women's Hospital Harvard Medical School Chestnut Hill, MA, USA	**DOI:**	10.1016/j.pnpbp.2018.01.017
Fecha:	2018 Jan 31	**Sitio web:**	PubMed Central (PMC)

[s97] - https://pmc.ncbi.nlm.nih.gov/articles/PMC1317046/

Autor:	Regina Fink	**Título:**	Pain assessment: the cornerstone to optimal pain management
por:	University of Colorado Hospital, Denver	**DOI:**	10.1080/08998280.2000.11927681
Fecha:	2000 Jul	**Sitio web:**	PubMed Central (PMC)
Editorial:	Proceedings (Baylor University. Medical Center)		

[s98] - https://pmc.ncbi.nlm.nih.gov/articles/PMC10586826/

Autor:	Janke Oosterhaven, Christopher D Pell, Carin D Schröder, Hans Popma, Loes Spierenburg, Walter LJM Devillé , Harriet Wittink	**Título:**	Health literacy and pain neuroscience education in an interdisciplinary pain management programme: a qualitative study of patient perspectives
por:	National Library of Medicine (NLM); National Center for Biotechnology Information (NCBI)	**DOI:**	10.1097/PR9.0000000000001093
Fecha:	2023 Oct 18	**Sitio web:**	PubMed Central (PMC)
Editorial:	Pain Reports		

[s99] - https://pmc.ncbi.nlm.nih.gov/articles/PMC7156054/

Autor:	Jason Talevski, Anna Wong Shee, Bodil Rasmussen, Georgie Kemp, Alison Beauchamp	**Título:**	Teach-back: A systematic review of implementation and impacts
DOI:	10.1371/journal.pone.0231350	**Fecha:**	2020 Apr 14
Sitio web:	PubMed Central (PMC)	**Editorial:**	PLoS ONE

[s100] - https://pmc.ncbi.nlm.nih.gov/articles/PMC11240036/

Autor:	Alexios Carayannopoulos, David Johnson, David Lee, Anthony Giuffrida, Kavita Poply, Vivek Mehta, Marco Amann, Douglas Santillo, Yousef Ghandour, Amy Koch, Meredith Langhorst, Robert Heros	**Título:**	Precision Rehabilitation After Neurostimulation Implantation for Multifidus Dysfunction in Nociceptive Mechanical Chronic Low Back Pain
DOI:	10.1016/j.arrct.2024.100333	**Fecha:**	2024 Mar 21
Sitio web:	PubMed Central (PMC)		

[s101] - https://pmc.ncbi.nlm.nih.gov/articles/PMC7919938/

Autor:	Nafsika Atsidakou, Aikaterini Evangelia Matsi, Anna Christakou	**Título:**	The effectiveness of exercise program after lumbar discectomy surgery
DOI:	10.1016/j.jcot.2020.12.030	**Fecha:**	2021 Jan 5
Sitio web:	PubMed Central (PMC)	**Editorial:**	Journal of Clinical Orthopaedics and Trauma

[s102] - https://nida.nih.gov/publications/drugs-brains-behavior-science-addiction/treatment-recovery

Título:	Drugs, Brains, and Behavior: The Science of Addiction	**por:**	National Institute on Drug Abuse (NIDA)
Sitio web:	nida.nih.gov	**Editorial:**	National Institutes of Health (NIH)

[s103] - https://pmc.ncbi.nlm.nih.gov/articles/PMC4553654/

Autor:	Steven M Melemis	**Título:**	Relapse Prevention and the Five Rules of Recovery
por:	Modern Therapies, Toronto, Ontario, Canada	**Fecha:**	2015 Sep 3
Sitio web:	PubMed Central (PMC)	**Editorial:**	The Yale Journal of Biology and Medicine

[s104] - https://pmc.ncbi.nlm.nih.gov/articles/PMC9014843/

Autor:	Carlo C DiClemente, Michele A Crisafulli	**Título:**	Relapse on the Road to Recovery: Learning the Lessons of Failure on the Way to Successful Behavior Change
DOI:	10.1007/s42843-022-00058-5	**Fecha:**	2022 Apr 18
Sitio web:	PubMed Central (PMC)	**Editorial:**	Journal of Health Service Psychology

[s105] - https://pmc.ncbi.nlm.nih.gov/articles/PMC6067990/

Autor:	SM Meints, RR Edwards	**Título:**	Evaluating Psychosocial Contributions to Chronic Pain Outcomes
por:	Department of Anesthesiology Pain Management Center Brigham and Women's Hospital Harvard Medical School Chestnut Hill, MA, USA	**DOI:**	10.1016/j.pnpbp.2018.01.017
Fecha:	2018 Jan 31	**Sitio web:**	PubMed Central (PMC)
Editorial:	Progress in neuro-psychopharmacology & biological psychiatry		

[s106] - https://pmc.ncbi.nlm.nih.gov/articles/PMC8119532/

Autor:	Salah N El-Tallawy, Rohit Nalamasu, Gehan I Salem, Jo Ann K LeQuang, Joseph V Pergolizzi, Paul J Christo	**Título:**	Management of Musculoskeletal Pain: An Update with Emphasis on Chronic Musculoskeletal Pain
por:	National Center for Biotechnology Information (NCBI)	**DOI:**	10.1007/s40122-021-00235-2
Fecha:	2021 Feb 11	**Sitio web:**	PubMed Central (PMC)
Editorial:	Pain and Therapy		

[s107] - https://pmc.ncbi.nlm.nih.gov/articles/PMC6067990/

Autor:	SM Meints, RR Edwards	**Título:**	Evaluating Psychosocial Contributions to Chronic Pain Outcomes
DOI:	10.1016/j.pnpbp.2018.01.017	**Fecha:**	2018 Jan 31
Sitio web:	PubMed Central (PMC)		

[s108] - https://pmc.ncbi.nlm.nih.gov/articles/PMC3806175/

Autor:	Kellie C Huxel Bliven, Barton E Anderson	**Título:**	Core Stability Training for Injury Prevention
por:	AT Still University, Mesa, Arizona	**DOI:**	10.1177/1941738113481200
Fecha:	2013 Nov	**Sitio web:**	PMC
Editorial:	Sports Health		

[s109] - https://pmc.ncbi.nlm.nih.gov/articles/PMC5648929/

Autor:	Muhammad Waseem Akhtar, Hossein Karimi, Syed Amir Gilani	**Título:**	Effectiveness of core stabilization exercises and routine exercise therapy in management of pain in chronic non-specific low back pain: A randomized controlled clinical trial
DOI:	10.12669/pjms.334.12664	**Fecha:**	2017 Jul-Aug
Sitio web:	PMC (PubMed Central)	**Editorial:**	Pakistan Journal of Medical Sciences

[s110] - https://pmc.ncbi.nlm.nih.gov/articles/PMC4395677/

Autor:	Wen-Dien Chang, Hung-Yu Lin, Ping-Tung Lai	**Título:**	Core strength training for patients with chronic low back pain
DOI:	10.1589/jpts.27.619	**Fecha:**	2015 Mar 31
Sitio web:	PubMed Central (PMC)	**Editorial:**	Journal of Physical Therapy Science

[s111] - https://pubmed.ncbi.nlm.nih.gov/34847915/

Autor:	Hlaing SS;Puntumetakul R;Khine EE; Boucaut R	**Título:**	Effects of core stabilization exercise and strengthening exercise on proprioception, balance, muscle thickness and pain related outcomes in patients with subacute nonspecific low back pain: a randomized controlled trial
DOI:	10.1186/s12891-021-04858-6	**Fecha:**	11/30/2021
Sitio web:	PubMed	**Editorial:**	BMC Musculoskelet Disord

[s112] - https://pmc.ncbi.nlm.nih.gov/articles/PMC8991663/

Autor:	Wajeeha Mahmood, Hafiz Syed Ijaz Ahmed Burq, Sarah Ehsan, Basita Sagheer, Tahir Mahmood	**Título:**	Effect of core stabilization exercises in addition to conventional therapy in improving trunk mobility, function, ambulation and quality of life in stroke patients: a randomized controlled trial
DOI:	10.1186/s13102-022-00452-y	**Fecha:**	2022 Apr 8
Sitio web:	PubMed Central (PMC)	**Editorial:**	BMC Sports Science, Medicine and Rehabilitation

[s113] - https://pubmed.ncbi.nlm.nih.gov/36750662/

Autor:	Saki F, Shafiee H, Tahayori B, Ramezani F	**Título:**	The effects of core stabilization exercises on the neuromuscular function of athletes with ACL reconstruction
DOI:	10.1038/s41598-023-29126-6	**Fecha:**	02/07/2023
Sitio web:	PubMed	**Editorial:**	Sci Rep

[s114] - https://pmc.ncbi.nlm.nih.gov/articles/PMC9340836/

Autor:	Zachary Smrcina, Sarah Woelfel, Christopher Burcal	**Título:**	A Systematic Review of the Effectiveness of Core Stability Exercises in Patients with Non-Specific Low Back Pain
por:	University of Nebraska at Omaha	**DOI:**	10.26603/001c.37251
Fecha:	2022 Aug 1	**Sitio web:**	PubMed Central (PMC)
Editorial:	International Journal of Sports Physical Therapy		

[s115] - https://pubmed.ncbi.nlm.nih.gov/9475135/

Autor:	O'Sullivan PB; Twomey L; Allison GT.	**Título:**	Altered abdominal muscle recruitment in patients with chronic back pain following a specific exercise intervention
DOI:	10.2519/jospt.1998.27.2.114	**Fecha:**	1998 Feb
Sitio web:	PubMed	**Editorial:**	J Orthop Sports Phys Ther

[s116] - https://pmc.ncbi.nlm.nih.gov/articles/PMC3389103/

Autor:	A F Mannion, F Caporaso, N Pulkovski, H Sprott	**Título:**	Spine stabilisation exercises in the treatment of chronic low back pain: a good clinical outcome is not associated with improved abdominal muscle function
DOI:	10.1007/s00586-012-2155-9	**Fecha:**	2012 Jan 24
Sitio web:	PubMed Central (PMC)	**Editorial:**	European Spine Journal

[s117] - https://www.nia.nih.gov/health/exercise-and-physical-activity/four-types-exercise-can-improve-your-health-and-physical

Título:	Four Types of Exercise Can Improve Your Health and Physical Ability	**por:**	National Institute on Aging
Sitio web:	National Institute on Aging		

[s118] - https://pmc.ncbi.nlm.nih.gov/articles/PMC5091063/

Autor:	Jung-Seok Lee, Suh-Jung Kang	**Título:**	The effects of strength exercise and walking on lumbar function, pain level, and body composition in chronic back pain patients
DOI:	10.12965/jer.1632650.325	**Fecha:**	2016 Oct 31
Sitio web:	PubMed Central (PMC)	**Editorial:**	Journal of Exercise Rehabilitation

[s119] - https://www.nia.nih.gov/news/how-can-strength-training-build-healthier-bodies-we-age

Título:	How can strength training build healthier bodies as we age?	**por:**	National Institute on Aging (NIA)
Sitio web:	National Institute on Aging		

[s120] - https://pmc.ncbi.nlm.nih.gov/articles/PMC3164002/

Autor:	Michael P Reiman, Daniel S Lorenz	**Título:**	INTEGRATION OF STRENGTH AND CONDITIONING PRINCIPLES INTO A REHABILITATION PROGRAM
por:	Duke University Medical Center, Providence Medical Center	**Fecha:**	2011 Sep
Sitio web:	PubMed Central (PMC)	**Editorial:**	International Journal of Sports Physical Therapy

[s121] - https://pmc.ncbi.nlm.nih.gov/articles/PMC5461882/

Autor:	Louise J Geneen, R Andrew Moore, Clare Clarke, Denis Martin, Lesley A Colvin, Blair H Smith	**Título:**	Physical activity and exercise for chronic pain in adults: an overview of Cochrane Reviews
por:	Oxford, UK; Plymouth, UK; Division of Population Health Sciences, University of Dundee, Ninewells Hospital & Medical School; Teesside University, Institute of Health and Social Care; University of Edinburgh, Western General Hospital, Anaesthesia & Pain Medicine; University of Dundee, Division of Population Health Sciences	**DOI:**	10.1002/14651858.CD011279.pub3
Fecha:	2017 Apr 24	**Sitio web:**	PMC (PubMed Central)
Editorial:	The Cochrane Database of Systematic Reviews		

[s122] - https://pmc.ncbi.nlm.nih.gov/articles/PMC4934575/

Autor:	Rebecca Gordon, Saul Bloxham	**Título:**	A Systematic Review of the Effects of Exercise and Physical Activity on Non-Specific Chronic Low Back Pain
por:	University of St Mark and St John	**DOI:**	10.3390/healthcare4020022
Fecha:	2016 Apr 25	**Sitio web:**	PubMed Central (PMC)

[s123] - https://www.ncbi.nlm.nih.gov/books/NBK562179/

Autor:	Katarzyna Studnicka; George Ampat	**Título:**	Lumbar Stabilization
por:	StatPearls Publishing	**Fecha:**	2023/08/14
Sitio web:	NCBI Bookshelf	**Editorial:**	StatPearls Publishing

[s124] - https://pmc.ncbi.nlm.nih.gov/articles/PMC3806175/

Autor:	Kellie C Huxel Bliven, Barton E Anderson	**Título:**	Core Stability Training for Injury Prevention
por:	AT Still University, Mesa, Arizona	**DOI:**	10.1177/1941738113481200
Fecha:	2013 Nov	**Sitio web:**	PubMed Central (PMC)
Editorial:	Sports Health		

[s125] - https://www.ncbi.nlm.nih.gov/pmc/articles/PMC8991663/

Autor:	Wajeeha Mahmood, Hafiz Syed Ijaz Ahmed Burq, Sarah Ehsan, Basita Sagheer, Tahir Mahmood	**Título:**	Effect of core stabilization exercises in addition to conventional therapy in improving trunk mobility, function, ambulation and quality of life in stroke patients: a randomized controlled trial
DOI:	10.1186/s13102-022-00452-y	**Fecha:**	2022 Apr 8
Sitio web:	PubMed Central (PMC)	**Editorial:**	BMC Sports Science, Medicine and Rehabilitation

[s126] - https://pmc.ncbi.nlm.nih.gov/articles/PMC7827062/

Autor:	Friederike Rosenberger, Tanja Sprave, Dorothea Clauss, Paula Hoffmann, Thomas Welzel, Jürgen Debus, Harald Rief, Joachim Wiskemann	**Título:**	Spinal Stabilization Exercises for Cancer Patients with Spinal Metastases of High Fracture Risk: Feasibility of the DISPO-II Training Program
por:	National Center for Biotechnology Information (NCBI)	**DOI:**	10.3390/cancers13020201
Fecha:	2021 Jan 8	**Sitio web:**	PubMed Central (PMC)
Editorial:	MDPI		

[s127] - https://pmc.ncbi.nlm.nih.gov/articles/PMC4713806/

Autor:	Seong-Rae Yang, Kyung Kim, Sun-Ja Park	**Título:**	The effect of thoracic spine mobilization and stabilization exercise on the muscular strength and flexibility of the trunk of chronic low back pain patients
por:	Daegu University, Republic of Korea	**DOI:**	10.1589/jpts.27.3851
Fecha:	2015 Dec 28	**Sitio web:**	PMC
Editorial:	Journal of Physical Therapy Science		

[s128] - https://pmc.ncbi.nlm.nih.gov/articles/PMC3273886/
Autor: Phil Page
Título: CURRENT CONCEPTS IN MUSCLE STRETCHING FOR EXERCISE AND REHABILITATION
por: National Center for Biotechnology Information (NCBI)
Fecha: 2012 Feb
Sitio web: PubMed Central (PMC)
Editorial: International Journal of Sports Physical Therapy

[s129] - https://pmc.ncbi.nlm.nih.gov/articles/PMC3824991/
Autor: Hugo Baptista de Oliveira Medeiros, Denise Sardinha Mendes Soares de Araújo, Claudio Gil Soares de Araújo
Título: Age-related mobility loss is joint-specific: an analysis from 6,000 Flexitest results
por: National Library of Medicine (NLM)
DOI: 10.1007/s11357-013-9525-z
Fecha: 2013 Mar 27
Sitio web: PubMed Central (PMC)
Editorial: Springer Science+Business Media

[s130] - https://pmc.ncbi.nlm.nih.gov/articles/PMC3042669/
Autor: Jennifer K Cooney, Rebecca-Jane Law, Verena Matschke, Andrew B Lemmey, Jonathan P Moore, Yasmeen Ahmad, Jeremy G Jones, Peter Maddison, Jeanette M Thom
Título: Benefits of Exercise in Rheumatoid Arthritis
por: Bangor University; Betsi Cadwaladr University Health Board
DOI: 10.4061/2011/681640
Fecha: 2011 Feb 13
Sitio web: PubMed Central (PMC)

[s131] - https://pmc.ncbi.nlm.nih.gov/articles/PMC8067745/
Autor: José Afonso, Rodrigo Ramirez-Campillo, João Moscão, Tiago Rocha, Rodrigo Zacca, Alexandre Martins, André A Milheiro, João Ferreira, Hugo Sarmento, Filipe Manuel Clemente
Título: Strength Training versus Stretching for Improving Range of Motion: A Systematic Review and Meta-Analysis
DOI: 10.3390/healthcare9040427
Fecha: 2021 Apr 7
Sitio web: PubMed Central (PMC)
Editorial: MDPI

[s132] - https://pmc.ncbi.nlm.nih.gov/articles/PMC8304470/
Autor: Helene M Langevin
Título: Fascia Mobility, Proprioception, and Myofascial Pain
por: National Center for Complementary and Integrative Health, National Institutes of Health
DOI: 10.3390/life11070668
Fecha: 2021 Jul 8
Sitio web: PubMed Central (PMC)

[s133] - https://www.ncbi.nlm.nih.gov/pmc/articles/PMC6848982/
Autor: Gulsah Ozsoy, Nursen Ilcin, Ismail Ozsoy, Barış Gurpinar, Oznur Buyukturan, Buket Buyukturan, Caner Kararti, Senem Sas
Título: Response To: Non-Specific Low Back Pain In Elderly And The Effects Of Myofascial Release Technique Combined With Core Stabilization Exercise: Not Just Muscles [Response To Letter]
DOI: 10.2147/CIA.S236978
Fecha: 2019 Nov 7
Sitio web: PubMed Central (PMC)
Editorial: Clinical Interventions in Aging

Fuentes de imágenes

Las imágenes no listadas son de creación propia o fueron adquiridas con la licencia correspondiente. Todos los derechos están reservados para estas imágenes.

Para todas las demás imágenes listadas aquí:
Ninguna de las imágenes fue modificada, solo se ajustó la resolución. En la versión eBook, las imágenes se compilaron en collages numerados. Todas las imágenes permanecen sujetas a su licencia original y se utilizan de acuerdo con sus respectivos términos de licencia. Si descubre errores de atribución u otras discrepancias, contáctenos.

Fecha de la revisión final de la imagen: 2025-02-11.

Licencia utilizada

CC0 http://creativecommons.org/publicdomain/zero/1.0/deed.en

Créditos de imágenes

[i1] - 001_001_001_image_kyphose.jpeg
https://upload.wikimedia.org/wikipedia/commons/7/76/Thoracic_hypokyphosis%2C_X-ray.jpg

Date:	2024-10-01	**por:**	Jmarchn
License:	CC0		

[i2] - 001_001_002_image_osteoporose.jpeg
https://upload.wikimedia.org/wikipedia/commons/c/c3/L1_2_vertebral_fracture.jpg

Date:	20 March 2008	**por:**	Rosarinagazo
Artista:	talk	**License:**	Public domain

[i3] - 001_001_003_image_bandscheibenvorfall.jpeg
https://upload.wikimedia.org/wikipedia/commons/8/84/Hernie_discale_L4_L5.png

Date:	2023-07-27	**por:**	Dirac
Artista:	Miguel Tremblay	**License:**	CC0

[i4] - 001_001_003_image_lendenwirbel.jpeg
https://upload.wikimedia.org/wikipedia/commons/d/d9/3d_vertebrae_surface_meshes.png

Date:	2011-08-12	**por:**	BD2412
Artista:	Eboelen	**License:**	CC0

[i5] - 002_001_002_image_ergonomischer_buerostuhl.jpeg
https://upload.wikimedia.org/wikipedia/commons/8/8a/Prototype_ergonomic_office_chair%2C_V%26A_London.jpg

Date:	2024-04-01	**por:**	14GTR
License:	CC0		

[i6] - 002_001_002_image_ergonomischer_schreibtisch.jpeg
https://upload.wikimedia.org/wikipedia/commons/f/f8/TUM-Teilbibliothek_Stammgel%C3%A4nde%2C_Rechner-Arbeitspl%C3%A4tze%2C_1.jpeg

Date:	2023-03-07	**por:**	Renardo la vulpo
License:	CC0		

[i7] - 002_003_001_image_mediterrane_ernaehrung.jpeg
https://upload.wikimedia.org/wikipedia/commons/1/18/Mediterranean_diet_food_pyramid_%28en%29.jpg

Date:	2010	**por:**	El Mono Español
Artista:	Fundación Dieta Mediterránea (Mediterranean Diet Foundation, FDM)	**License:**	CC0

[i8] - 003_001_002_image_nervenwurzeln.jpeg
https://upload.wikimedia.org/wikipedia/commons/c/ca/Hemangioblastoma_of_the_conus_VHL.jpg

Date:	2007-06-18	**por:**	Filip em
License:	Public domain		

[i9] - 003_001_003_image_balasana.jpeg
https://upload.wikimedia.org/wikipedia/commons/2/26/Yoga_at_Your_Park_%28f7f2960d-c205-496f-bf97-77f884b43779%29.jpg

Date:	Taken	**por:**	BMacZeroBot
Artista:	Mary O'Neill	**License:**	Public domain

[i10] - 003_002_002_image_manipulation.jpeg
https://upload.wikimedia.org/wikipedia/commons/2/2a/Flickr_-_The_U.S._Army_-_www.Army.mil_%28227%29.jpg

Date:	2008-10-08	**por:**	Boing-boing
Artista:	The U.S. Army	**License:**	Public domain

[i11] - 003_002_003_image_ligamentaere_balance.jpeg
https://upload.wikimedia.org/wikipedia/commons/6/6b/Sprained_ankle_30min.jpg

Date:	2 June 2011, 20:46:51	**por:**	OdraciRRicardo~commonswiki
Artista:	OdraciRRicardo	**License:**	Public domain

[i12] - 003_003_001_image_cannabinoide.jpeg
https://upload.wikimedia.org/wikipedia/commons/d/d5/Cis-d9-THC.png

Date:	2024-09-30	**por:**	Mplanine
License:	CC0		

[i13] - 003_003_001_image_tramadol.jpeg
https://upload.wikimedia.org/wikipedia/commons/0/01/Tramadol_3d_balls.png

Date:	2009-02-27	**por:**	Simek
License:	Public domain		

[i14] - 004_001_001_image_schwimmen.jpeg
https://upload.wikimedia.org/wikipedia/commons/5/5e/Konstantin_Priahin_Swimming_Backstroke.jpg

Date:	2025-01-11	**por:**	KonstantinPriahin
License:	CC0		

[i15] - 004_001_002_image_dehnuebung.jpeg
https://upload.wikimedia.org/wikipedia/commons/a/a8/Stretching_yoga_exercise_%28147548a6-935d-8bb8-9d98-0ac9fd66c142%29.jpg

Date:	Taken	**por:**	BMacZeroBot
Artista:	NPS	**License:**	Public domain

[i16] - 004_002_001_image_paracetamol.jpeg
https://upload.wikimedia.org/wikipedia/commons/5/50/Paracetamol-3D.png

Date:	2006	**por:**	Leonel Sohns
Artista:	Benjah-bmm27	**License:**	Public domain

[i17] - 004_002_002_image_biofeedback.jpeg
https://upload.wikimedia.org/wikipedia/commons/0/0e/PhysiologyLab2009-07.jpg

Date:	2010	**por:**	Fredricshaffer
Artista:	Fredric Shaffer, PhD, BCB	**License:**	Public domain

[i18] - 004_003_001_image_rueckenmuskulatur.jpeg
https://upload.wikimedia.org/wikipedia/commons/5/50/Posterior_view_of_human_female_and_male_backs_%28cropped%29.jpg

Date:	2022-11-12	**por:**	TedEdwards
Artista:	Mikael Häggström	**License:**	CC0

[i19] - 004_003_002_image_entspannungstechniken.jpeg
https://upload.wikimedia.org/wikipedia/commons/1/1f/750x500px_photo_08.jpg

Date:	2022-09-23	**por:**	Resimi
Artista:	Unknown authorUnknown author	**License:**	CC0

[i20] - 005_001_001_image_sagittalen_bereich.jpeg
https://upload.wikimedia.org/wikipedia/commons/1/18/CT_of_a_normal_abdomen_and_pelvis%2C_sagittal_plane_98.png

Date:	2019-03-16	**por:**	Mikael Häggström
License:	CC0		

[i21] - 005_001_001_image_rectus_abdominis.jpeg
https://upload.wikimedia.org/wikipedia/commons/2/21/Volume_rendering_of_abdominal_muscles.jpg

Date:	2019-03-16	**por:**	Mikael Häggström
License:	CC0		

[i22] - 005_001_003_image_widerstandsbaender.jpeg
https://upload.wikimedia.org/wikipedia/commons/e/e0/USMC-100902-M-1726B-015.jpg

Date:	Taken	**por:**	Slick-o-bot
License:	Public domain		

[i23] - 005_002_001_image_sagittal.jpeg
https://upload.wikimedia.org/wikipedia/commons/2/2d/CT_of_a_normal_abdomen_and_pelvis%2C_sagittal_plane_166.png

Date:	2019-03-16	**por:**	Mikael Häggström
License:	CC0		

[i24] - 005_002_003_image_faszienrolle.jpeg
https://upload.wikimedia.org/wikipedia/commons/7/72/Soldiers_conduct_PT_during_Squad_Leader_Summit_%287519468%29.jpg

Date:	Taken	**por:**	OptimusPrimeBot
Artista:	Ernest Henderson	**License:**	Public domain

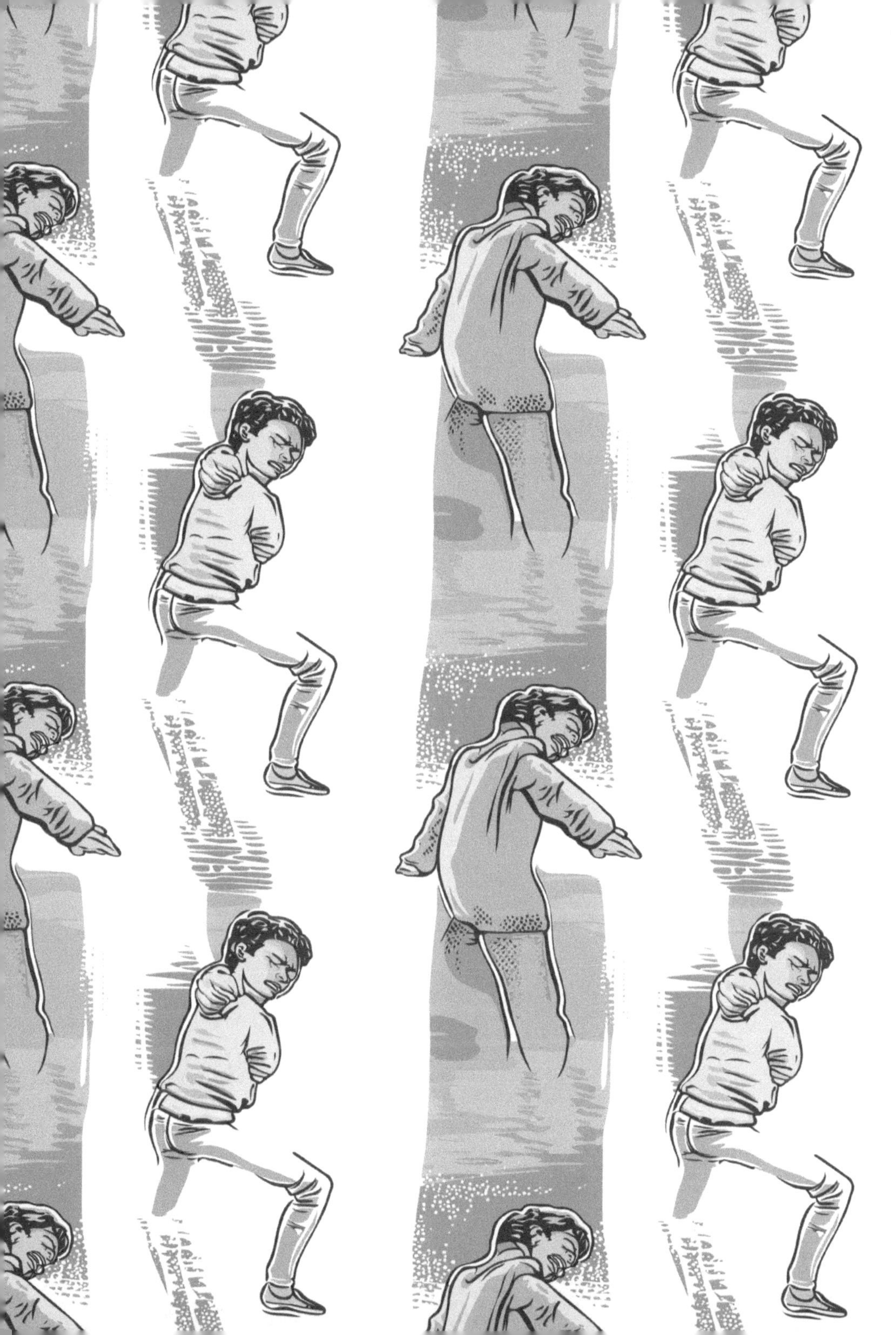

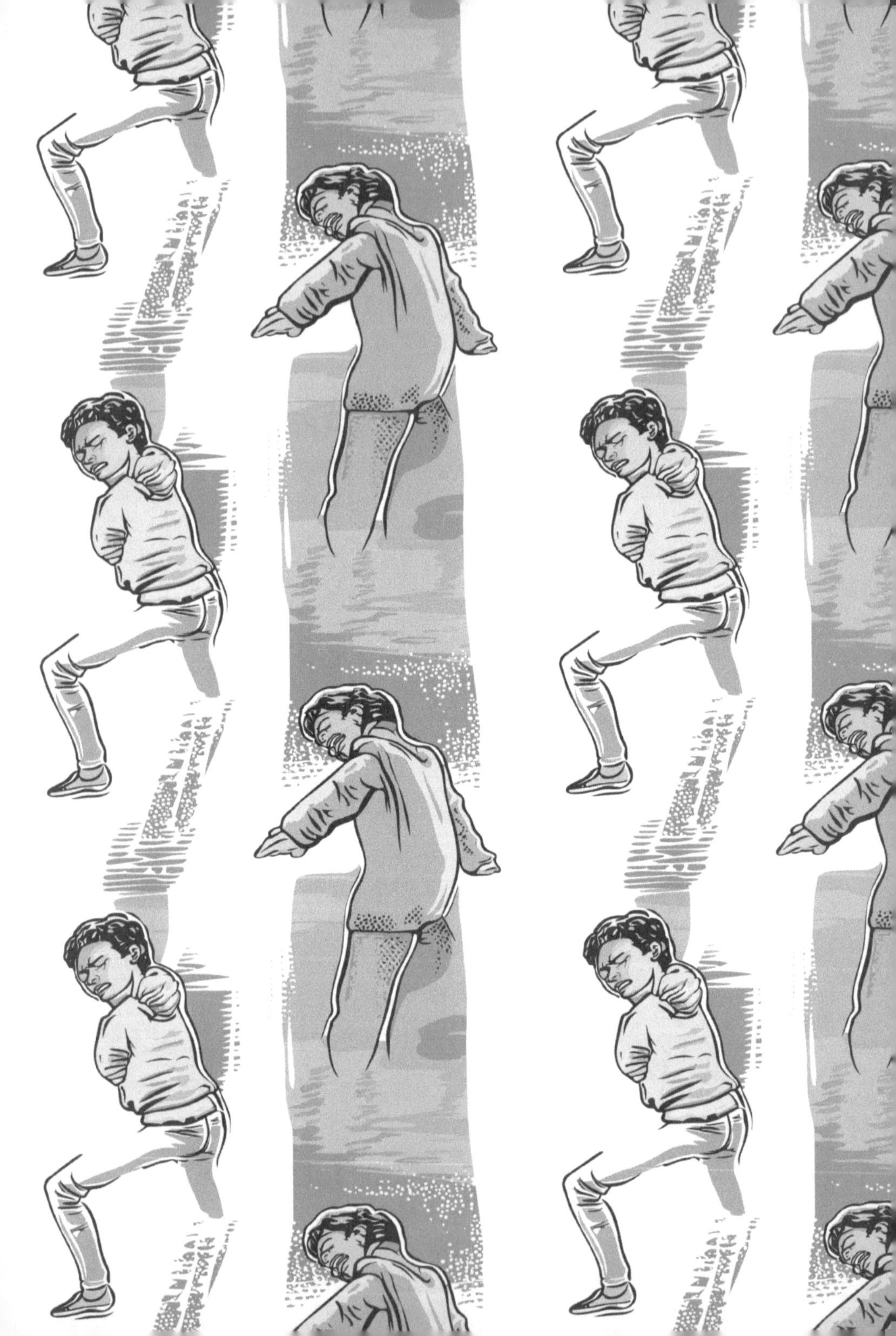

FSC
www.fsc.org
MIX
Papier | Fördert
gute Waldnutzung
FSC® C083411

Kolibri 360 GmbH
Ferdinand-Jühlke-Straße 7
99095 Erfurt, Deutschland
produktsicherheit@kolibri360.de